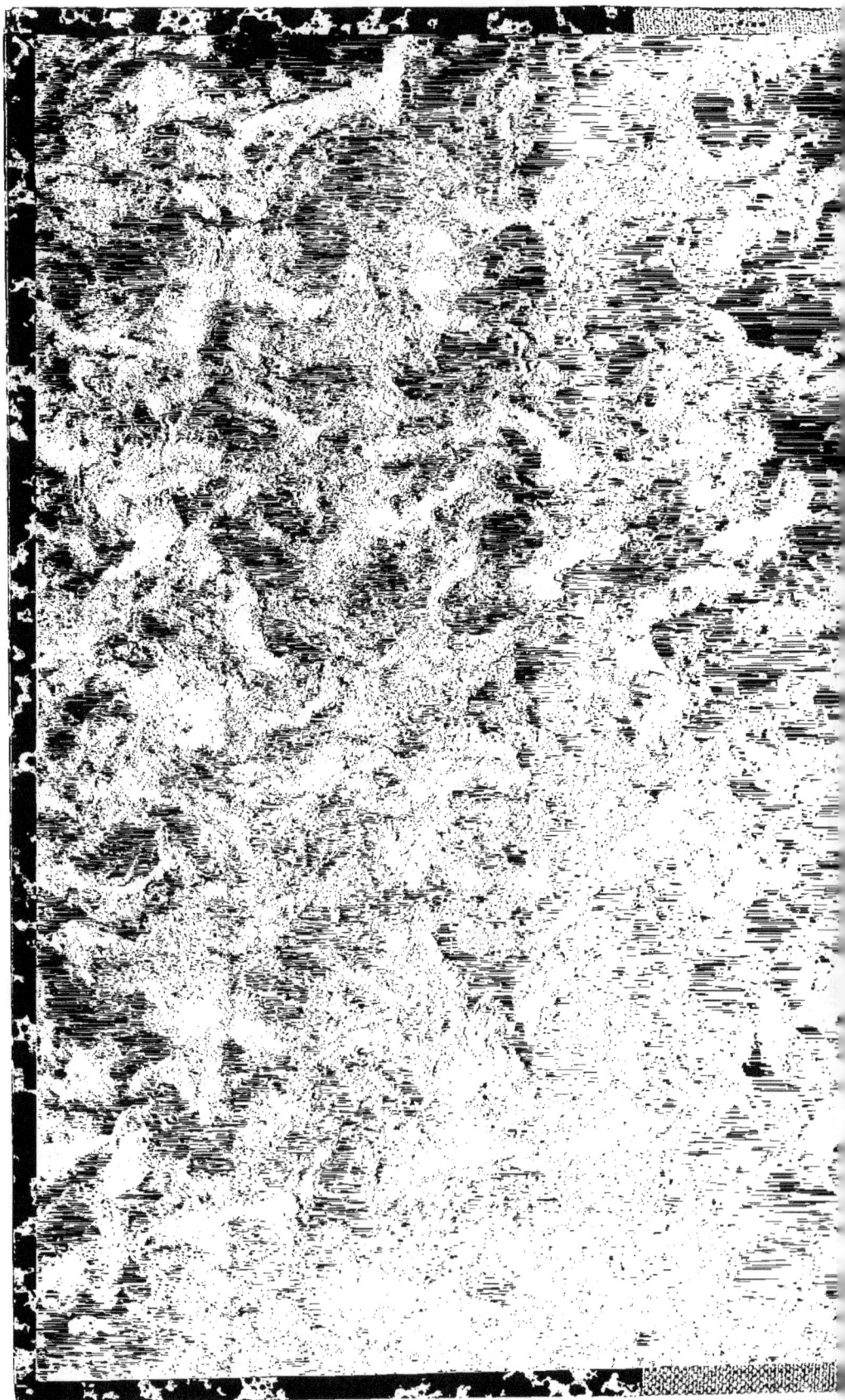

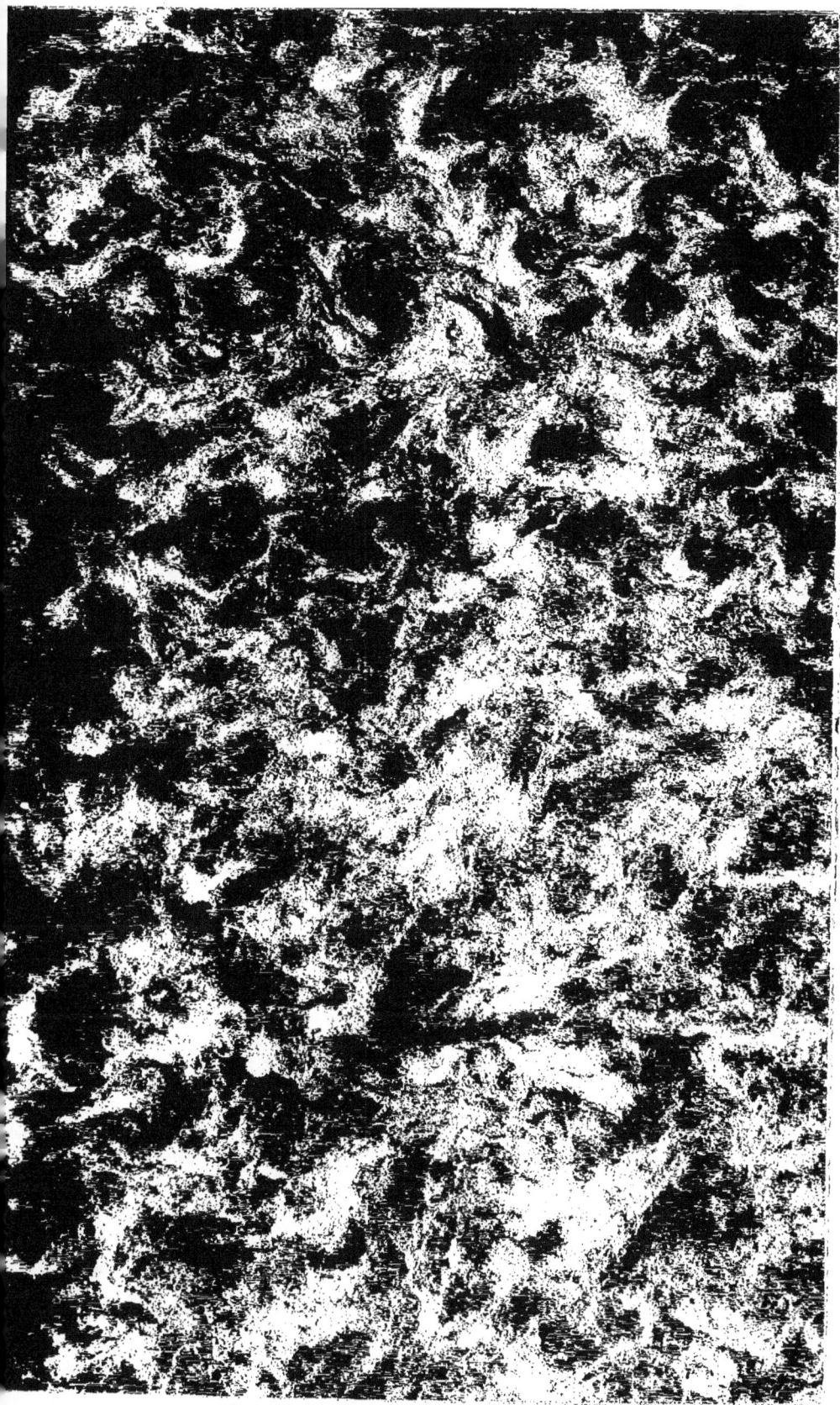

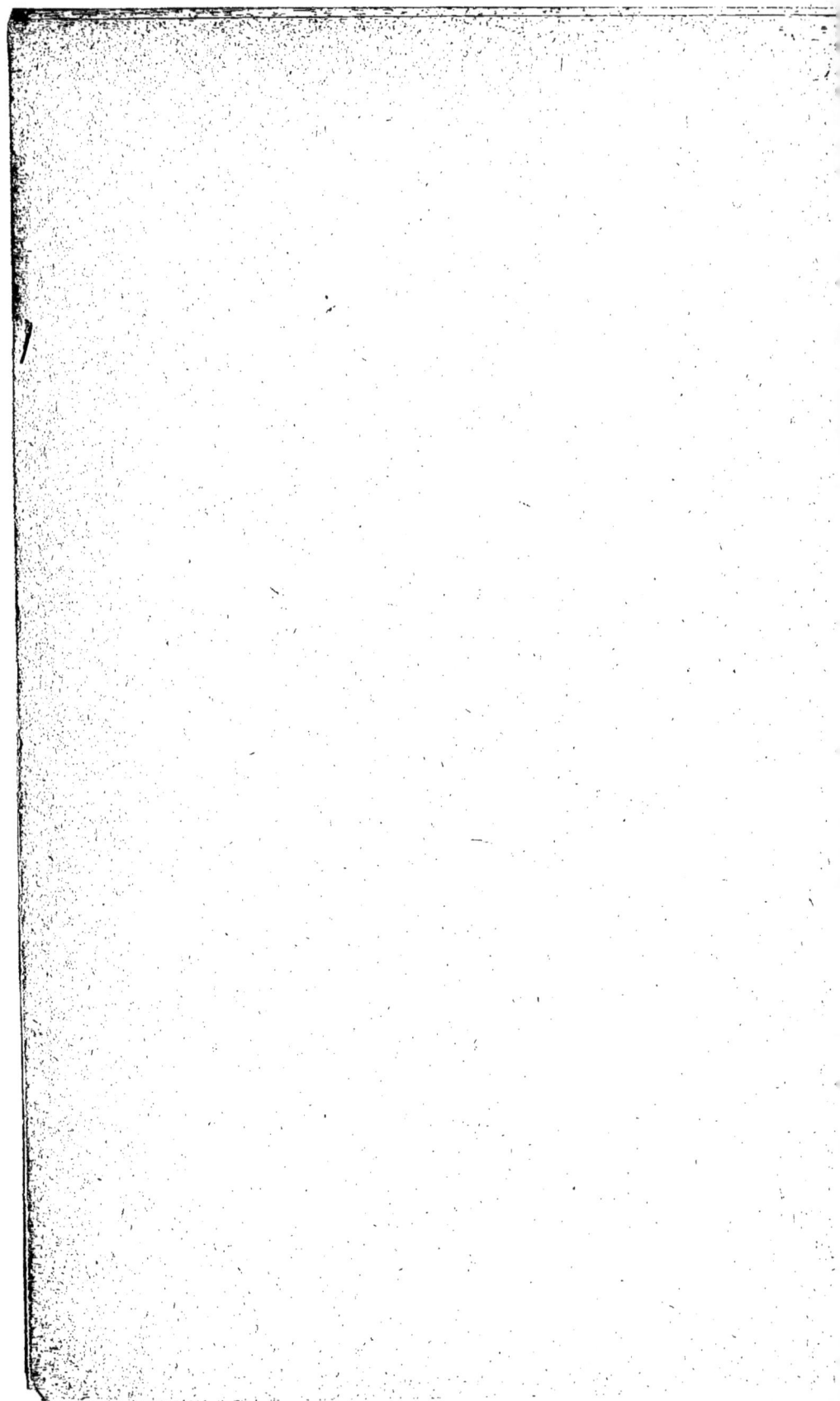

LA MÉDECINE

ET

LES MÉDECINS

À SAINT-MALO

1500-1820

PAR

LE DOCTEUR HERVOT

Médecin en chef de l'Hôtel-Dieu.

PRÉFACE

DE M. RAPHAEL BLANCHARD

Professeur à la Faculté de Médecine de Paris
Membre de l'Académie de Médecine
Ancien Président de la Société Française d'Histoire de la Médecine.

ARMES

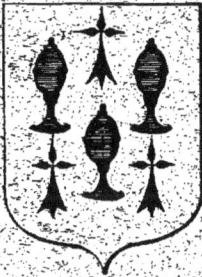   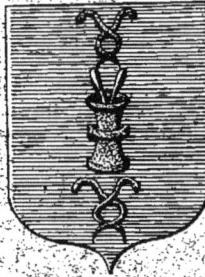

De la Communauté des   De la Communauté des
maîtres Chirurgiens   Apothicaires

DE LA VILLE DE SAINT-MALO

RENNES, LIBRAIRIE J. PLIHON & L. HOMMAY

5, rue Motte-Fablet.

1906.

LA MÉDECINE

ET

LES MEDECINS

A SAINT-MALO

LA MÉDECINE

ET

LES MÉDECINS

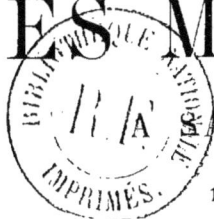

À SAINT-MALO

1500-1820

PAR

LE DOCTEUR HERVOT

Médecin en chef de l'Hôtel-Dieu.

———

PRÉFACE

DE M. RAPHAEL BLANCHARD

Professeur à la Faculté de Médecine de Paris
Membre de l'Académie de Médecine
Ancien Président de la Société Française d'Histoire de la Medecine.

———※———

RENNES

LIBRAIRIE J. PLIHON ET L. HOMMAY

5, rue Motte-Fablet.

—

1905

ARMES

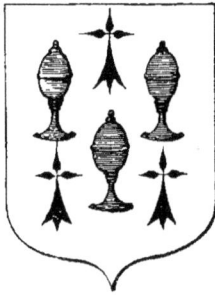

De la Communauté des
maîtres Chirurgiens

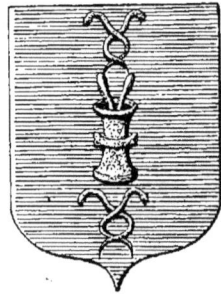

De la Communauté des
Apothicaires

DE LA VILLE DE SAINT-MALO

INTRODUCTION

A l'Hôpital Général de Saint-Malo, la vue de certains coins, cellules antiques et désaffectées, m'a fait chercher leur date et leur destination. Les Registres des Délibérations m'ont appris le nombre de médecins et de chirurgiens dévoués à cet hospice, leur rôle actif et charitable. Séduit par mon sujet, patiemment, j'ai compulsé les archives, réuni pièces et documents, et je présente ici le travail continu de cinq années.

Tout dans ce livre est scrupuleusement exact. Je n'ai rien sacrifié à l'imagination ou à la fantaisie. Bien que les indications au cours du volume prouvent suffisamment l'origine des pièces, j'énumère ci-après les sources auxquelles j'ai puisé et suis prêt à produire l'original de ce qui est présenté comme personnel.

Mais ces recherches n'ont pu être effectuées qu'à l'aide de bienveillants concours. C'est pour moi un agréable devoir de remercier particulièrement MM. les Maires de Saint-Malo et de Saint-Servan, présidents des Commissions administratives des hospices, M. l'Administrateur, chef du service de la marine, qui m'ont donné avec empressement toutes les permissions nécessaires.

Je n'aurais garde d'oublier M. Pasquier, receveur des hospices de Saint-Malo; M. Tual, secrétaire en chef de la Mairie; M. Harvut, secrétaire de l'état civil et archiviste; M. Cau, secrétaire de la Mairie de Saint-Servan, qui tous se sont mis à ma disposition, pour consulter et dépouiller les Archives dont ils étaient responsables, avec un bon vouloir dont je leur suis fort obligé.

Je dois un hommage particulièrement reconnaissant à M. le professeur Raphaël Blanchard, de l'Académie de Médecine, qui, après lecture de mon manuscrit, a bien voulu présenter mon travail avec sa haute autorité et sa compétence indiscutable.

1° Documents consultés.

Archives des Hôpitaux de Saint-Malo;
Archives Municipales de Saint Malo;
Archives Municipales de Saint-Servan;
Archives de la Marine et de l'Amirauté;
Archives de l'Hôpital du Rosais;
Archives Départementales.

2° Pièces Personnelles.

Registres de la Confrérie de Saint-Côme et Saint-Damien, 1666-1718.
Collège des Chirurgiens de Saint-Malo. 1715-1776.
Procès-Verbaux de Médecine légale, 1724-1758.
Certificats, Plaidoyers, Notes d'Honoraires. etc.

3° Livres consultés.

Duguay-Trouin, Saint-Malo, la Cité corsaire. abbé Poulain. docteur ès-lettres, 1882.
Les Médecins Bretons, docteur Roger. 1900.

La Science et l'Art de guérir en Bretagne, R. Petit. *Annales de Bretagne*, 1886-87.

Histoire maritime de Fécamp, Adolph. Bellet, 1897.

L'Enseignement médical à Rennes (1800-1896), docteur Perrin de la Touche, 1896.

Lois : Lettres Patentes, Ordonnances; Statuts Généraux des Chirurgiens, etc.

Moyens de conserver la Santé aux Equipages des Vaisseaux. Duhamel du Monceau, de l'Académie Royale des Sciences, Inspecteur général de la Marine, Paris, 1759.

De ce dernier ouvrage, qui, au point de vue hygié-nique, serait à citer en entier, j'extrais le passage suivant qui peut me servir d'épigraphe pour mon travail sur Saint-Malo :

> A l'égard de l'eau de mer, nous citerons encore la Ville de Saint-Malo, située sur un rocher, environnée de toutes parts de l'eau de mer, et qu'on peut comparer à un vaisseau échoué. Cette ville qu'on peut assurément regarder comme maritime, s'il en fût une, n'est sujette à aucune épidémie, pas même de scorbut. Il est vrai, qu'isolée de toutes parts, elle est fort exposée au vent, et que les marées, qui s'élèvent à plus de cinquante pieds de hauteur, remplissent tous les crics où l'eau pourrait demeurer stagnante et se corrompre; il est vrai encore que la mer, au lieu de découvrir des vases, n'y laisse apercevoir, en se retirant, qu'un sable pur. Mais le Mont Saint-Michel, dont le séjour est fort sain, prouve que les vases n'occasionnent pas de maladies quand elles sont fré-quemment baignées de l'eau de mer.

Docteur HERVOT.

Août 1905.

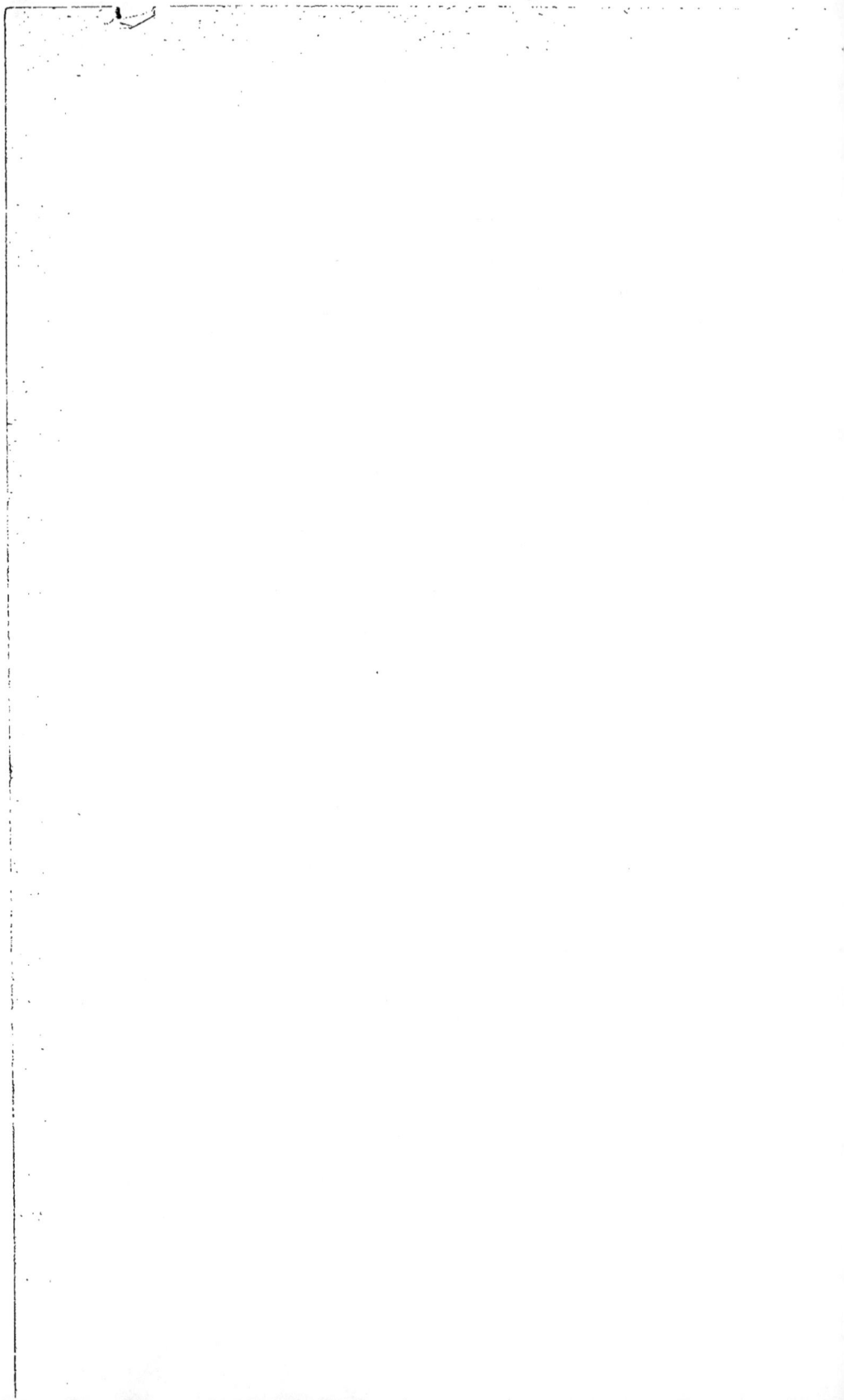

PRÉFACE

L'histoire n'a été longtemps que le récit des faits et gestes des rois ou d'une classe privilégiée de la société ; elle consistait essentiellement en une sèche énumération de dates, de batailles, de traités, d'alliances et d'autres événements du même ordre, tendant tous à mettre en vedette un personnage unique, empereur ou roi, incarnation du pays, centre de toute l'activité nationale. Tout là-bas, grouillait

> . . . . le peuple tout amour,
> Bon pour fouiller le sol, bon pour la taille
> Et la charrue et bon pour la bataille,

vil troupeau qu'éclipsait la gloire resplendissante du prince et qui ne méritait guère l'attention.

Ainsi comprises, les études historiques ne pouvaient être cultivées que par un petit nombre d'érudits. Elles n'ont gagné la faveur du grand public que du jour où, n'attribuant plus aux potentats et à leur cour qu'une importance relative, les écrivains se sont intéressés au peuple lui-même, à Jacques Bonhomme, notre commun ancêtre. C'était alors vraiment parler à notre cœur; la vie misérable et précaire, les joies trop rares, les souffrances sans nombre du peuple, sa lutte soutenue pour une vie moins amère, sa résistance à l'oppression, enfin l'épanouissement de son énergie en cette resplendissante floraison de liberté, de progrès, de science, qui est l'orgueil du XIXe siècle, tout cela c'est en raccourci l'évolution de notre propre race, de la classe sociale dont nous sommes tous issus. Cette histoire-là, c'est la nôtre; elle nous émeut, elle nous passionne. Aussi le goût des lectures historiques s'est-il considérablement développé, depuis que les écrivains sont entrés dans cette voie féconde, aux vastes horizons.

Dans un domaine plus restreint, l'histoire de la médecine a suivi une marche toute semblable. Elle s'en est tenue longtemps au simple commentaire des écrits que nous ont légués les Grecs, les Latins et les Arabes. A la fin du XVIIIe siècle, à la veille de la Révolution, on expliquait encore dans nos Facultés les aphorismes d'Hippocrate; on croyait de bonne foi que les ouvrages du célèbre médecin de Cos renfermaient le principe et le fondement d'une science définie et immuable, à laquelle les médecins de la Renaissance et des époques plus prochaines n'avaient ajouté que des détails secondaires. Tel un édifice parachevé par l'architecte : le ciseau du sculpteur peut bien modifier certaines de ses parties, mais sans en changer l'aspect et l'ordonnance.

Tout comme pour l'histoire générale, un champ immense s'est ouvert devant l'histoire de la médecine, quand on en est enfin venu à l'étude des institutions et des hommes. La connaissance des doctrines ne manque certes pas d'intérêt, mais combien il doit être curieux de savoir comment les médecins des temps passés organisaient leurs corporations, d'assister rétrospectivement à leurs luttes contre les terribles épidémies qui assaillaient alors les populations sans défense, de connaître leur pratique journalière, leur thérapeutique! La science était alors bien incertaine; les praticiens suppléaient-ils à l'incertitude et à l'insuffisance de leurs notions par un sens pratique digne d'être mis en relief? Ou bien, trompés par un empirisme aveugle et routinier, commettaient-ils inconsciemment

de lourdes fautes pouvant avoir pour conséquence de
véritables désastres ? Leur probité professionnelle était-
elle à ce point rigoureuse que ceux-ci s'en trouvassent
absous ? Ou bien cédaient-ils à la pression du pouvoir ou de l'opinion et leur responsabilité morale
était-elle engagée en quelque mesure ? Quelle était
leur place dans la société ? Étaient-ils déjà les conseil-
lers écoutés des pouvoirs publics ? Ou bien d'obscurs
guérisseurs sans rôle social bien défini ? Leurs privilèges, considérables dans certaines contrées, prenaient-
ils une moindre importance dans d'autres provinces ?

Voilà quelques questions, entre cent autres, que sou-
lève l'étude de l'ancienne médecine dans les différents
pays. Quels intéressants résultats ne va-t-on pas en
déduire ? Le problème se présente sous des faces multiples et les documents abondent; les bibliothèques
publiques et les dépôts d'archives en renferment un
grand nombre. Les érudits qui voudront consacrer leur
temps, leur intelligence et leurs peines à déchiffrer ces
grimoires plusieurs fois centenaires, en retireront un
double plaisir : d'abord une rare satisfaction de l'esprit, puis la certitude absolue d'avoir apporté une
contribution durable à l'histoire encore à peine ébau-
chée de la médecine au cours des derniers siècles.

Nul plus que M. le docteur Hervot n'a le droit
d'éprouver ce double sentiment. Son livre est un modèle que d'autres écrivains feront bien d'imiter. Son
principal mérite, à mon sens, ne tient pas à sa docu-
mentation pourtant si parfaite, mais à ce qu'il constitue une excellente monographie, comme chaque province de notre vieille France est digne d'en posséder
une. Les archives des Hôpitaux, les archives municipales de Saint-Malo et de Saint-Servan, celles du département d'Ille-et-Vilaine, de la Marine et de l'Ami-

rauté ont été consultées avec une patience et une sûreté de jugement auxquelles on ne saurait trop rendre hommage. L'auteur a eu, en outre, la bonne fortune de pouvoir disposer des registres de la confrérie de Saint-Côme et de Saint-Damien (1666-1718), de ceux du Collège des Chirurgiens de Saint-Malo (1715-1776), des procès-verbaux de médecine légale (1724-1758), ainsi que de nombreux autres documents, tels que certificats, notes d'honoraires, plaidoyers. Voilà les sources nombreuses auxquelles il a puisé ses renseignements; son labeur est considérable, mais il sait le dissimuler sous l'élégance du style et l'attrait du récit.

Son livre, en effet, est d'une excellente allure littéraire. Chacun des six chapitres qui le composent nous instruit singulièrement sur les mœurs et l'état des esprits au cours des XVIIe et XVIIIe siècles, en cette ville de Saint-Malo, vigie placée en pleine mer, sur son rocher que les flots viennent battre de toutes parts. C'est d'elle que partaient alors les navires armés pour les bancs et la côte de Terre-Neuve, ainsi que ces corsaires fameux : les Duguay-Trouin, les Surcouf et tant d'autres, dont le nom glorieux est connu de tous; elle était le siège d'un mouvement commercial considérable; elle recevait dans son port quantité de vaisseaux venant du Sud de l'Europe et par conséquent était plus que toute autre exposée aux attaques de la peste et d'autres épidémies. Des conditions si spéciales donnaient à Saint-Malo une physionomie particulière et ne pouvaient manquer d'y faire naître, au point de vue de l'hygiène publique ou de la profession médicale, des besoins qu'ignoraient forcément les villes situées à l'intérieur des terres. M. Hervot nous renseigne très exactement sur tout cela.

Le premier chapitre de son livre est consacré à la

peste; on y retrouve des pratiques déjà signalées en
d'autres contrées, par exemple en Allemagne, en Italie,
à Marseille, dans le Briançonnais[1]. Cette similitude
de moyens prophylactiques et curatifs est vraiment
surprenante; à cette époque lointaine, les communications étaient longues et difficiles, les journaux n'exis-
taient point, les livres étaient rares et peu répandus,
la vie locale était intense, et pourtant on constate que
les mesures prises pour combattre le fléau étaient
partout sensiblement les mêmes. La raison nous en
échappe. Sans doute, cela tenait-il à ce que les étudiants passaient avec facilité d'une Université à l'autre,
ou même d'un pays à l'autre. Des médecins allemands
et italiens plus ou moins authentiques, ainsi que les
docteurs de Montpellier, s'aventuraient rarement vers
Paris, dont l'Université défendait ses privilèges avec
une jalousie farouche, mais il leur était loisible de se
répandre dans les provinces et ils ne s'en faisaient pas
faute.

Saint-Malo n'a point échappé à une semblable inva-
sion; on ne lira pas sans intérêt les aventures d'un
certain moine italien, le frère François Viale, rebou-
teur ignorant et homicide, que le bureau de police prit
sous sa protection, malgré les légitimes protestations
de la corporation des médecins.

Venant de loin, escortés d'une réputation merveilleuse, détenteurs de formules infaillibles et de pana-
cées sans rivales, ils trouvaient bon accueil auprès des
populations ignorantes, au grand dam de la santé de
leurs clients et au grand préjudice des médecins et
chirurgiens honnêtes.

1. R. Blanchard. *Notes historiques sur la peste*, Archives de Parasito-
logie, III, p. 589-643, 1900.

Un autre chapitre est consacré à la médecine dans
les Hôpitaux; il nous donne les plus curieux renseignements sur le régime quelque peu sévère auquel les
filles-mères étaient soumises à l'Hôtel-Dieu de Saint-
Malo. Elles devaient, sous peine de fouet, nommer celui qui « avait eu compagnie charnelle avec elles »;
le séducteur était condamné aux frais de la gésine et
à payer à l'économe de l'Hôtel-Dieu la somme de
100 livres pour chaque enfant. Bonnes aubaines pour
l'Hôpital, quand le séducteur était riche; le métier de
don Juan était vraiment onéreux, d'autant plus qu'il
ne semble pas qu'on ait jamais songé à contrôler de
quelque manière la véracité des dénonciations de la
parturiente. Comme on comprend et approuve notre
législation moderne, qui n'admet pas la recherche de
la paternité!

C'est de Saint-Malo, ai-je dit, que partaient les navires armés pour la course ou pour la pêche sur le
Grand-Banc. Les risques d'une navigation aussi aven-
tureuse firent songer à la création d'un corps de chirurgiens navals, qui devaient prendre part aux expéditions et panser les blessures produites par le mous-
quet ou la hache d'abordage. On connaissait déjà
quelques documents relatifs aux conditions de recrute-
ment des chirurgiens de la marine royale, mais on ne
savait rien encore relativement aux chirurgiens des
navires de course et de pêche. Les faits que M. le docteur Hervot nous révèle à cet égard sont particulièrement intéressants. Les médecins de la ville s'enten-
daient entre eux pour donner un enseignement pratique
et pour faire subir des examens probatoires aux candidats. L'instruction élémentaire de ces derniers laissait parfois à désirer, mais le métier était dur, la paie
plus que médiocre, leur rang à bord était presque hu-

miliant, et l'on ne pouvait exiger pour une telle pro-
fession des hommes d'une culture raffinée. Du moins,
les médecins qui, pour répondre à un besoin réel,
s'étaient proprio motu *institués les professeurs de ces*
futurs « chirurgiens masgeors », comme écrivait l'un
d'eux, leur donnaient-ils une bonne éducation profes-
sionnelle; il est juste de rendre hommage à ces maîtres
obscurs et dévoués, dont le docteur Hervot nous ap-
prend les noms. Parmi ceux des élèves, on note avec
surprise celui de Broussais; avant de devenir le fa-
meux rénovateur que l'on sait, le jeune apprenti méde-
cin s'est embarqué comme chirurgien à bord des Cor-
saires.

Je m'en voudrais d'insister d'avance et de déflorer
un livre que tous ses lecteurs ne quitteront qu'avec re-
gret. En l'écrivant, le docteur Hervot a fait une œuvre
des plus utiles; il nous apprend à mieux connaître les
qualités professionnelles et morales de nos devanciers;
il nous fait partager les sentiments de respect qu'il
éprouve lui-même à l'égard de ces hommes de science
et de devoir, qui combattaient si obstinément pour la
dignité de la profession médicale. Historien impartial
et fidèle, il nous donne un livre qui lui fait grand
honneur, ainsi qu'à la ville de Saint-Malo.

Raphaël BLANCHARD,

Professeur à la Faculté de Médecine de Paris,
Membre de l'Académie de Médecine,
Ancien Président de la Société Française d'Histoire de
la Médecine.

Briançon, Chalet Sainte-Catherine,
30 août 1905.

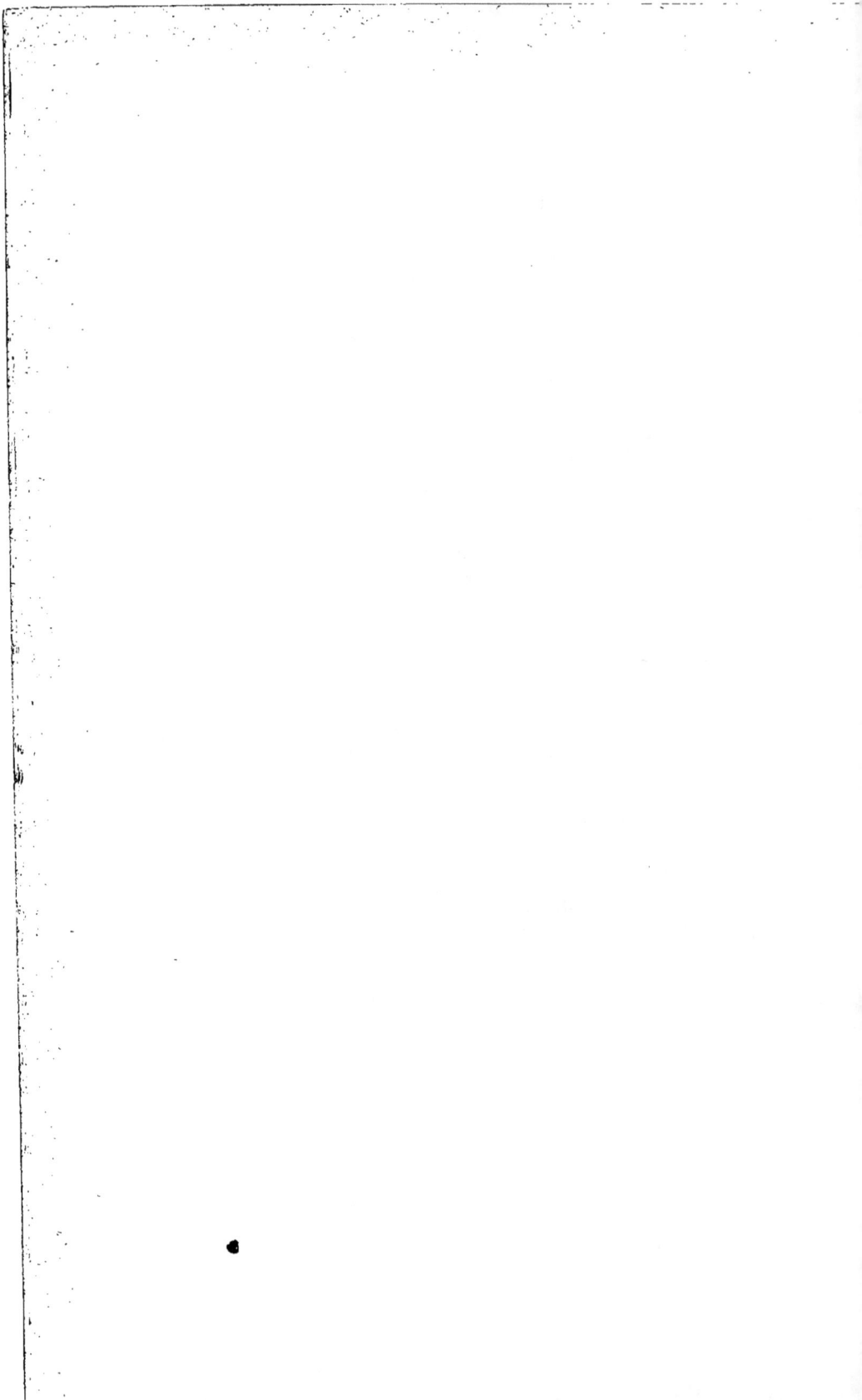

CHAPITRE PREMIER

La Peste. — Défense contre la contagion.

J'ai pu grouper un assez grand nombre de renseignements précis sur la médecine à Saint-Malo avant le xviie siècle. Mais tous se rapportent à la peste, maladie redoutée, combattue et sans cesse renaissante, importée par les navigateurs malouins qui déjà commerçaient et guerroyaient sur toutes les mers.

« La maladie contagieuse » dominait alors toutes les autres et la médecine courante disparaissait, au moins dans les papiers publics, devant l'importance de l'épidémie et la terreur qu'elle inspirait.

M. Manet, dans ses « Grandes Recherches » manuscrites, reflet fidèle des anciens registres disparus ou conservés, signale son apparition en Bretagne dès 1348. La voix publique l'appelle « la Bosse » à cause, vraisemblablement, des bubons aux aisselles et aux aines. En 1421, une épidémie de peste sévit à Saint-Malo. En ces temps fort lointains, nous ne connaissons rien des guérisseurs ; du moins, il ne nous en est rien resté. Il faut arriver à 1507 pour trouver la première trace de chirurgiens et apothicaires.

Nous lisons, en effet, dans l'édit et déclaration de la reine Anne confirmant les antiques privilèges de Saint-Malo :

..... Item. Disent et articulent lesdits Seigneurs d'Eglise, que depuis vingt ans dernier, comme ainsi fust qu'en ladite ville de Saint-Malo, qui est scize en pays limitrophe, n'y eust apoticaire ny chirurgien, pour le bien et utilité desdits Bourgeois, Habitants et demeurans en icelle, estait requis y en avoir, et qu'Etienne Salmon, apoticaire ; et Pierre Chauches, chirurgien, y voulussent faire leur residence pour user d'iceux métiers, moyennant qu'ils leur fust concédé aucuns gages, et préeminences pour les entretenir, fût par requeste desdits Bourgeois accordé qu'iceux Salmon et Chauches y feront leur residence : Et pour ayder à les entretenir et leur subvenir et avoir les choses requises à leurdit métier, lesdits Seigneurs d'Eglise ensemble et lesdits Bourgeois à leur requête et de leur consentement, querans repons de chacun, leur fut donné et concédé quelques gages, et au parsus exception audit Salmon de toutes tailles et subsides, desquels gages ont jouiy les dessusdits. Et aussi ledit Salmon de ladite franchise, en vertu desdits consentements, et est ce vray et notoire.

L'édit de la reine Anne prouve que Saint-Malo n'attirait guère chirurgiens ou médecins, puisqu'il avait fallu leur offrir officiellement certains avantages pécuniaires pour les décider à donner régulièrement leurs soins aux habitants.

Cependant la ville avait grand besoin de leur secours, car elle ne brillait alors ni par la propreté ni par la salubrité. Bâtie sur seize hectares, cerclée de murailles inextensibles, battue de tous côtés par la mer, elle abandonnait encore le cinquième de sa surface au Manoir épiscopal, au Pourpris du chapitre, à de nombreux couvents et cimetières situés aux points les plus salubres, au sommet du rocher avec de grandes cours et jardins où pénétraient librement l'air et la lumière. Les 10,000 habitants s'entassaient dans des rues et ruelles étroites et tortueuses, aux hautes maisons de bois avec leurs étages s'avançant en saillie les uns sur les autres,

de telle sorte que les toits, parfois en chaume, se rejoi-
gnaient presque jusqu'au milieu de la rue.

La propreté était fort rudimentaire, et les ordonnances
de police, difficilement appliquées, ne réclamaient d'ailleurs qu'un minimum de salubrité.

Je lis, dans un recueil d'ordonnances de police imprimé
à Saint-Malo en 1732, du vendredi sixième jour de
février 1579 :

..... Item, est fait commandement à tous les Bourgeois et
Habitans de cette Ville chacun endroit soy de tenir les rues
nettes et n'y envoyer leurs enfans ni autres de leur maison
faire aucunes immondices sur peines à ceux auxquels seront
trouvées les immondices devant leurs maisons de dix sols
d'amende pour la première fois, et de soixante sols pour la
seconde fois, exécutibles sans deport sur les biens du detemp-
teur de l'héritage au devant duquel les immondices seront
trouvées, sauf leur recours vers qui verront l'avoir affaire.

Item, de ne jetter, ni faire couler en la rue aucunes eaux
putrefaites, ni ne jetter curures de citerneaux ni autres eaux
puantes, le tout sur même peine que dessus.

..... Item, est fait deffense à toutes personnes pour eux et
leurs enfans, domestiques de ne faire leurs infections et
immondices sur les murailles de ladite ville, mais aller aux
latrines y étant ou aux crénaux, sur même peine.....

Les habitants d'ailleurs, tous marins ou commerçants,
corsaires habitués à braver la mort, s'inquiétaient peu
des maladies. Errant à travers les mers, ils prenaient
contact avec les pires fléaux, et entassaient dans leurs
navires de riches cargaisons, sans se soucier de la conta-
mination. Puis fidèles à leur ville, Malouins avant tout,
comme leurs fils sont restés, ils revenaient au rocher
natal, pauvres ou enrichis, insouciants du danger. La
quarantaine imposée au retour était, pour ces intrépides,

un nouveau péril à éviter, un ennemi de plus à vaincre. Hommes et marchandises débarquaient clandestinement, avec la complicité des terriens, malgré l'amende, la confiscation et la prison. Des germes contagieux étaient perpétuellement introduits, avec une parfaite indifférence, dans un entassement favorable aux épidémies. Saint-Malo, ville d'intérieur, eut péri cent fois, dépeuplée par la peste ; ville maritime, île à peu près complète, elle a été sauvée par le vent de mer qui, soufflant en tempête à travers le dédale des ruelles, balayait, tel un formidable ventilateur, les émanations putrides, et renouvelait incessamment l'air chargé de miasmes, dans ces maisons en bois, aux larges baies mal closes, à l'aide de multiples courants se heurtant de tous côtés.

Cependant la Communauté de ville ne restait pas indifférente aux ravages de la maladie et n'épargnait rien pour s'en préserver, comme en témoignent les délibérations et résolutions qui suivent :

Séance du Salmady pénultième février 1534,

Pour obvier au danger de peste qui commence à venir dans cette ville, l'un des maîtres barbiers chirurgiens de cette ville, appelé le Charpentier, est chargé de donner médecine à ceux qui seront frappés de mal.

Séance du 21 octobre 1562.

Sur la requête présentée par Monsieur Mathurin de la Noé, chirurgien, qu'il a été cotysé en la taille pendante de 1,600 lv. et l'autre de 1,800 lv., chose trop excessive en ce qui lui est impossible, fournir en l'une 7 lv. et en l'autre 4 lv. 10 s. : ayant esgard qu'il n'a aucuns héritaiges n'y faict aucun traficq de marchandises ou n'est marin, n'ayant moyen de gaingner sa vie hormis de son art de cirugien, sans encore avoir puissance de tenir boutique en cette ville. Ouy ce que dessus et considéré que ledit de la Noé est homme bien expérimenté en icelle art, prest à servir aux habitans, même qu'il dit avoir pensé et guéry plusieurs personnes à l'hospital de Saint-Thomas sans en avoir reçeu salaire, il est conclud que pour lesdites deux tailles, il paiera seulement 4 lv. 10 s. et demeurera à l'advenir exempt des autres tailles, n'advenant qu'il fust marin ni fist en cette ville traficq de marchandises, à quoi pourra être cotizé selon sa faculté.

Le 28 avril 1563, Jehan Bregam, médecin, est exempté du réveil et du guet.

Perrine Legendre a été déclarée atteinte de la peste. L'assemblée de Ville délibérant (21 mars 1563) arrête de charger les sieurs Charpentier, Vaupinel et sa femme, de garder et surveiller en la Maison de Santé ceux qui seraient soupçonnés d'être atteints de la contagion. A chacun de ces gardiens, on paiera 4 liv. par mois avec la jouissance gratuite de la Maison de Santé ; mais ils ne devront aller en ville qu'avec une gaule blanche à la main.

C'est déjà un commencement d'organisation. Un chirurgien est désigné ; deux infirmiers sont nommés et s'installent. On prend soin de les désigner au public par la gaule blanche, afin qu'on évite leur contact ou même leur approche.

Denise Fleury, atteinte de la peste, s'est échappée de la maison de santé. On ordonne à son mari (29 octobre 1563), à peine de 50 liv. d'amende et de la prison, de la faire vider la ville le jour même. Pareil ordre est donné à diverses personnes qui ont visité la malade.

La Communauté de Ville prend en même temps de vigoureuses mesures de salubrité. Les pauvres, mendiants et vagabonds sont chassés de la ville « avec l'aumône de sortie. » Le nommé Fumelle, cureur des

rues, reçoit une semonce « de ce qu'il ne fait pas son
« devoir, ce qui rend la Ville putrefaicte. » Le sieur
Robin Crosnier, receveur des deniers publics, a défense
de lui payer aucun gage jusqu'à l'ordre rétabli sur ce
point. Il est fait défense à toutes personnes, de quelque
condition qu'elles soient, de faire leurs « aisements »
aux rues, ni d'y conduire leurs enfants; « et pour ce que,
« en plusieurs maisons, il n'y a commodité de latrines,
« pourront les demeurants en ycelles, avoir petites
« chaises percées ou du sable pour recevoir lesdites
« ordures. » Il est défendu de jeter les immondices à la
rue « sous prétexte que le tombereau de la Ville les
« recueillera, mais seront contraints d'aller les jeter à la
mer. » Il est décidé que le tombereau passera trois fois
la semaine de même que le « cureur en dedans des rem-
« parts. » Le fumier doit être porté aux remparts pour
s'en servir en cas d'hostilités. Le samedi, « chacun après
« avoir nettoyé devant son huis » devra y jeter deux
seaux d'eau de mer ou d'eau douce. Enfin, on fera, au
Talard, des loges pour les pestiférés (1564) et l'on
gagera un chirurgien pour leur service.

Le 11 décembre 1568, un pestiféré est encore signalé.
Ordre à Louise Trompette et à Jean Magon, apothicaire, de se séquestrer eux-mêmes pour avoir eu des
communications avec ce malade.

Jean Magon ne mourut point de la peste, car, le
3 janvier 1573, on s'occupe de lui en lui accordant une
faveur.

Mrs Jan Masgon et Adam Faschet, apoticaires en cette dite
ville, sont déclarés à l'advenir, exempts du reveil, en considération de leur charge et que jour et nuict peuvent être
occupés à soins et application de médecine aux habitans qui
se trouveraient malades.

Le 4 mai 1583, on décide que les logis et chapelle de l'île du Bé seront accoutrés pour recevoir les malades, si besoin.

Deux délibérations, l'une de 1564, l'autre de 1583, ont assigné à la Maison de Santé un emplacement différent, au Bé et au Talard. Un sanitat existait déjà à Saint-Malo, à l'intérieur des remparts, sur l'emplacement de l'Hôtel-Dieu actuel. L'Hôpital était fort à l'étroit près du Château et l'on projetait déjà un déplacement qui fut effectué en 1607. La Maison de Santé devait disparaître pour faire place aux nouvelles constructions hospitalières. Il était d'ailleurs à souhaiter que la Maison d'isolement fût éloignée autant que possible de l'agglomération, et les deux points désignés étaient fort judicieusement choisis. Le Grand-Bé, îlot situé en pleine rade, avec ses bâtiments abandonnés, pouvait être, à peu de frais, transformé en lazaret; mais il n'était accessible qu'à marée basse. Le courant, avec un peu de vent, rendait difficile le passage en barque, lorsque la mer l'avait entouré. Le Talard, au contraire, venait, par suite des travaux d'assèchement du marais, d'être relié au Sillon, et l'on pouvait, à toute heure, s'y transporter sans employer la voie de mer. Il était, lui aussi, isolé et assez éloigné des remparts. Ce dernier emplacement l'emporta, et, le 10 mai 1583, une Commission fut nommée avec mission de choisir en cet endroit un lieu convenable pour bâtir. Le Chapitre, propriétaire du terrain, permit, moyennant une redevance de 5 sols, d'entourer de constructions une cour d'environ 1 hectare, et l'on se hâta d'y isoler les contagieux. Le Grand-Bé, sommairement aménagé, servit aussi dans le cas d'encombrement, mais surtout. comme nous le verrons, pour achever la cure des convalescents et aérer marchandises et malades suspects.

27 mai 1584. — Pour ce que Balan et Butor, chirurgien gaigés de la Ville sont morts; est advisé que le Procureur enverra en diligence un piéton à Rennes et escrira à M. Cornillet, chirurgien expert, à nous venir et plus tôt prendre la peine de l'amener avecques luy, à ce que, souls sa foy, puissions y avoir plus de crédance. Nul des maisons où la maladie aura frappé n'en sortira de 40 jours, de quelque estat, qualité et condition qu'il soit ; et seront les huis de la maison cadenacez et marquez de grandes croix blanches, tant celles où ladite maladie a jà esté, que celles où elle donnera cy après ; à peine d'estre menez à la Maison de Santé sur le Talard ; ce qui sera publié à cri publicqz et fera faire ledit Procureur nombre de cadenaz.

Le 26 août de la même année, la peste, qui sévissait encore aux alentours, ayant heureusement disparu de la ville, il fut arrêté que le peu de malades qui restait au Sanitat du Talard irait « s'eventer au Grand-Bé et y « laver leur linge » sauf à déterminer ensuite l'époque où il leur serait permis de rentrer en ville.

Il fut formellement défendu aux habitants de Dinan et paroisses circumvoisines de venir trafiquer avec les Malouins sous peine d'être honteusement expulsés et de voir confisquer et brûler leurs marchandises.

En 1590, il fut ordonné aux marchands de Jersey et de Guernesey d'aller, pendant huit jours, éventer sur le Grand-Bé, les marchandises qu'ils apportaient à Saint-Malo, avant de les introduire en ville.

***

Le XVIIe siècle nous offre des documents plus détaillés et plus précis. La lutte contre la peste est mieux organisée et les magistrats se multiplient pour faire face au fléau.

En 1600, il y a encore douze malades isolés au Bé et quatre à la Maison de Santé. Mais le zèle des chirurgiens est fort refroidi par le décès de leurs confrères, Balan et Butor : sollicités de donner des soins aux malades contagieux et de s'isoler avec eux au Sanitat, ils s'excusent, fournissent des prétextes et finissent par refuser nettement leur concours. En présence du mauvais vouloir des praticiens établis en ville, la Communauté s'émeut et, avis pris des anciens prévôts, décide de recourir aux bons offices d'un chirurgien de Paris, nouveau venu à Saint-Malo, et, à ce titre, précédé, comme il est toujours d'usage, d'une grande réputation. Séduit par la promesse de la Maîtrise et d'honnêtes appointements, Jacques de Pilloys consent à exercer son art, tant en ville, qu'aux lieux d'isolement.

Le 6 mai 1600, la Communauté de Ville donne à ce chirurgien pouvoir de soigner les malades et règle les conditions de son engagement.

Commission du Sieur Jacques de Pilloys, chirurgien de Paris, pour visiter les malades de la Maison de Santé, au Talard.

André Pepin, sénechal de la Cour de Saint-Malo, assisté d'Ollivier Launay, procureur syndicq des habitants de cette ville, par l'avis de nombres de bourgeois d'ycelle, entre autres de François Gérard La Motte aux Anges, Jean Glaumo Landeboullou, P. Grout, Jacques Limonnay, Gérard Roulombide, Jean Grout Villesnouveaux, chacun ayant été prevosts de semaine en semaine depuis le quinzième jour d'apuril et Robert Boulain et Nicolas Frottet Landelle prenant leur charge de prevost ce jour, aurions mandé venir vers nous les maîtres sirugiens et autres sirugiens résidant en cettedite ville auxquels aurions fait entendre qu'il est requis et nécessaire que quelqu'un d'eux soit admis pour visiter, traiter et assister les malades de la contagion ; de quoy chacun d'eux s'est excusé. Par quoy ayant été advertis que depuis peu de jours, il est arrivé en ceste ville ung chirurgien qui se nome Jacques de Pilloys, natif de la Ville de Paris et expert, comme dit, pour traiter de la maladie contagieuse et lui ayant fait entendre le désir d'avoir un chirurgien pour remédier à la contagion ; de sa franche et libre volonté, s'est accordé et obligé avecq Pepin et Launay, en leurs dites qualités visiter et médicamenter à son pouvoir tous et chacun, les malades de ladite contagion qui sont et seront par cy après, tant qu'elle sera en cette ville, que à la maison de Santé qui est au Talard ; à quelle Maison il sera tenu d'aller et en retourner en cette ville, lorsqu'il sera commandé par nous Pepin, Launay et par les prevosts qui seront alors en charge, à condition et non autrement que ladite maladie étant cessé en cette ville et Maison de Santé, il sera recu et passé maître sirurgien en ycelle pour y tenir boutique ouverte et jouir des droits et privilèges tant ainsy que les autres maîtres sirurgiens, ce que lui avons accordé par l'avis des prevosts susnommés, et oultre lui avons promis pour être payé par les prevosts qui seront en charge le septième jour de chaque mois, à commencer demain 25 écus pour ses gaiges et nourriture et entretien durant le temps qu'il sera dans cette ville sans aller à la Maison de Santé ; pour chaque mois qu'il sera à la Maison de Santé, 20 escus, parce qu'il y sera nourri et son serviteur, au cas qu'il en ait un, aux dépens de cette Ville. Et oultre, lui sera baillé au dépens de cette ville, des médecines et médicaments et autres choses requises pour sa préservation et des malades de ladite maladie qui seront tant en cette ville qu'à ladite Maison Et aussi accordé que ledit Pilloys étant revenu dans cette ville sera tenu de retourner à ladite Maison de Santé toutes fois et quantes la maladie y reprendra.

Fait sous nos signes et dudit Pilloys et des soubsignés, le sixième jour de mai, mil six cent.

Le succès de Jacques de Pilloys fut-il considérable ? Selon la promesse des prévôts, il fut nommé maître chirurgien de la Santé ; il est du moins désigné sous ce

titre lors du règlement définitif de ses honoraires. Trois
mois avaient suffi pour le dégoûter de ses périlleuses
fonctions; le 4 août 1600, il reçoit, comme nous allons le
voir, 20 écus pour solde de compte. Sa science spéciale
n'avait pas réussi à vaincre la maladie contagieuse et
Ollivier Launay, procureur-syndic, paiera à la fin de
l'année une somme de 137 écus, pour recherches et
gages de chirurgiens spéciaux, nourriture et entretien
des pestiférés et de leurs gardiens, et dépenses de toute
sorte nécessitées par l'épidémie.

Misses faictes par Ollivier Launay procur^r-sindic de la
Communaulte de Saint-Malo en lan mil six cens pour netoyer
ceste ville et maison de Sancte de la contagion.

Le premier jour de janvier baille deux
escuz deux tiers a lebret dit lhome de paille
pour achapter des vivres p^r douze personnes qui estoint au bais et pour quatre
qui estoint à la Maison de Sancte. . . . . . ll esc. X lv. s.

Le dix^e dapvril poye quatre soubz a deux
garsons envoyez expres chercher du genest
porte en la maison pche de la fondrye. . . IV s.

Le quinziesme dud. poye neuff escuz a
Crixthofle bouguin cinq escuz a portier
quatre escuz a Ollive mottais pour avence
du premier moys p^r service a la sante. . . XVIII esc.

Led. jr trois soubz aux batteliers qui ont
este avertir les gardiens du talard vider la
maison. . . . . III s.

Le XVIIe jour cinq escuz a pierre nicollas pour avance dun moys du louage de
son cheval et charrette pr le service de la
sante. . . . . V esc.

Le XIIIIe jour de may baille quatorze
soubz a jullien juhel pr av^r este a chastiau-
neuff fere venir..... Sur espoir quis ficent

venir en ceste ville M^r loys halnas chirugen et deserreux demeurant a la paroisse
de moron.. . . . . XIIII s.

Led. jour ne pouvant accorder envoye
pepin mesaiger porter une lettre aud. halnas le priant venir fait responce ne pouv^r
venir juc au premier de juin poye aud.
pepin ung escu pour son voiage.. . . . . . 1 esc.

Le XVIIIe de may envoye une lettre par
home expres a Mr^e nicollas roumaux deserreux demeurant a la cheisze lui poye
vingt soubz. . . . . XX s.

Le XXIIe dud baille six escuz a marin
loys de la paroasse de Sionville affin de
fere venir M^e jan bazan de la paroasse de
flamenville Sirugen & deserreur atandant
la venue du même led loys promet entrer
en tel maison quil plera aux comis de la
sante. . . . . VI esc.

Le XXIXe dud moys de may baille deux
escuz a jullien biron & jan basset lors que
led biron entra premiere^t environ le moulin Collin et led basset retorna faire venir
leurd M^e halnas. . . . . II esc.

Led jr leur baille trois bouestes de fain
pr apporter certaines drogues quil disoit
estre necessaire pour la sancte. . . . . . XX s.

Le XIIIe de juin poye ung escu & demy
a trochon sergent pour av^r bany le bail
des papegaulx. . . . . 1 esc. XXX s.

Le XXVIII dud poye aud marin loys
treze écuz pour trante six jo^rs qu'il a este
employe en lospital de ceste ville. . . . . XIII esc.

Lec jour poye six escuz a Guillo Launay
pour av^r deserre la maison qui fut Grand
messon et partye des messons lorans jame
loffenas pres les champs Vauvert . . . . VI esc.

Le VIIe de juillet poye a denis .... de GrantVille huict escuz pour av^r deserre cheix Sainct canet et sept chambres au hault du Simeltiere et cheix la niepce de pierre beard led poymant faict cheix mon^r le senechal. . . . .   VIII esc.

Le XIIIe dud. baille saize escuz aud biron et autre saize escuz a guill^e Launay serviteurs dud halnas par son ordre et avalloir sur son reste pour ne les retarder en ceste ville daventage. . . . .   XXXII esc.

Le quat^e jour daoustz poye vingt escuz a M^{re} loys halnas pour reste & et parfait poymant dav^r deserre. Et deux escuz oultre pour le chapeau luy promis. Et demy escu p^r jan bafaict et aultre serviteur suyvant la quittance. . . . .   XII esc. XXX s.

Led jour poye huict escuz & demy a Guillemette le feuvre po^r despance que led bafaict a faict cheix lad lefeuvre lespace de plus de deux moys aux fins de la quittance.   VIII esc. XXX s.

Led jour poye vingt escuz a jacques de pillois M^{re} chirugen de lad sancte pour reste & parfait poymant de ses gayges. Sauf saize escuz quil dit luy estre deust daventaige aux fins de la quittance reste savoir ce quil a receu par la main des pvostz avent poyer lesd XVI. . . . . . .   XX esc.

Poye quatorze soubz pour vin donne par plussieurs foys ausd desereurs. . . . . .   XIIII s.

La premiere expediction faicte avec M^{re} francoys le falneux poye cinq soubz a M^{re} guill^e guichet lepin avocat. . . . . .   I s.

Poye un quart descu a turmer notaire pour raporter une quitance a M^e jan haury pr les papegaulz. . . . .

Le dernier doctobre poye six soubz et

demy p^r intimer hamon bodin davent
mess^{res} les prieurs et consulz. . . . . . . VI s. VI lv

Le deuxy^e de novembre poye cinq soubz
pour av^r faict appeler M^{re} francois le
faneux esperant le f^e debouter delarrestz
par luy faict a aud bodin sur les deniers
des papegaulx. . . . . V s.

Sommes des misses faictes par led Launay juc a ce jour
tier de novembre mil six cens pour le fait de la contaigion
montent cent quarante sept escuz sinquante six soubz six
deniers. Il a receu dix escuz de pierre nicollas pour le cheval
luy randu apres le service faict a la sante. Suyvant la promesse
faicte aud nicollas lors qui bailla led cheval a lad maison de
sancte partant nest reste aud Launay que cent trante sept
escuz sinquante six souls six deniers.

Ollivier LAUNAY pcureur sindic

Les misses sy dessur ont este rembourses sur les deniers
des papegaulz,

Soubs signe dom françois priou confesse av^r receu de
Ollivier Launay pcureur sindic de ceste ville de Saint-Malo
cent quatre soulz trois deniers pour av^r aciste les malades a la
maison de sante les moys de mai et juin mil six centz. De quoy
quicte led Launay en lad callite. A Saint-Malo ce vingt ung jo^r
de septembre mil six centz ung.

Dans cette pièce, véritable historique des précautions
prises pour atténuer et enrayer la maladie, un fait attire
surtout notre attention : C'est l'insistance du Procureur
syndic à faire chercher et amener en ville des chirurgiens
« dessercux ou dessereurs. »

Loys Halnas ne peut venir en ce moment : on envoie
un messager à Nicolas Roumaux, puis à Jean Bazan, en
attendant la venue de Halnas, promise pour les premiers
jours de juin. Toutes ces démarches sont faites du
14 au 22 mai, et, devant leur résultat négatif, on s'adresse

à des personnes de bonne volonté qui, moyennant salaire, promettent d'entrer « en tel maison qu'il plera aux cômis « de la Sante. » Le 13 juin et le 4 août, on paie d'urgence les gages de Halnas et de ses serviteurs « pour ne les « retarder en ceste ville daventage. »

Quels étaient donc le rôle et les fonctions de ces chirurgiens dessereurs dont le besoin se faisait si impérieusement sentir à Saint-Malo et dont la présence était réclamée dans plusieurs villes à la fois.

Le mot dessereur n'est pas indiqué dans les dictionnaires spéciaux que nous avons consultés. Roquefort, Lacurne de Saint-Palaye, Borel, etc..., et le très érudit bibliothécaire de l'Académie de Médecine. M. le Docteur Dureau, ne l'avait pas trouvé dans ses recherches.

Cependant le mot « *Serrade* » est employé par Pierre Lalande dans la *Revue Bleue*, citée par le *Petit Journal* du 28 juillet 1901, dans le sens d'enfermer. « Enfin dans « certaines villes où la terreur est plus forte, l'épidémie « plus meurtrière ou les magistrats plus énergiques et « actifs, on constitue une serrade. Et ceci n'est pas le « moins curieux. Les habitants reçoivent l'ordre de se « renfermer dans leurs maisons respectives et de s'y « tenir pendant quatre semaines sans sortir ni entretenir « aucune relation avec l'extérieur. »

Le mot « serrer » dans le patois des environs de Saint-Malo est encore couramment employé dans le sens de renfermer, mettre sous clef.

Nous pensons que desserré peut se traduire par ouvrir. Le desserreur était un praticien qui avait, d'après les coutumes du temps, droit et pouvoir de rompre la « Serrade » en vertu de pratique spéciale, d'habitude ou d'audace auxquels les chirurgiens ordinaires ne pouvaient ou ne voulaient prétendre. Ils entraient dans les maisons cadenassées pour secourir les malades, emporter les morts et permettre aux convalescents « d'aller s'éventer au Bé. » Cette opinion, soumise le 18 août 1901 à l'*Intermédiaire des Chercheurs et des Curieux*, a été approuvée par deux réponses des 10 et 20 octobre de la même année.

Ce qui peut nous confirmer dans cette idée, c'est la permission accordée à de vulgaires commissionnaires, moyennant paiement, d'entrer, à défaut des spécialistes, dans les maisons suspectes et de desserrer des logis nominalement désignés. Ces derniers se contentaient peut-être de donner des nouvelles des séquestrés et de purifier par le feu et les aromates les objets contaminés.

Après cette rude secousse, les Malouins eurent à peine le temps de respirer. Des 1606, la peste reparaît, et en 1622, Saint-Malo est mis en quarantaine par le Parlement de Bretagne.

Extrait des Arréts du Parlement (14 mai 1622).

La Cour, advertie de la maladie de contagion étant à présent en la ville de Saint-Malo, faisant droit sur les conclusions de l'avocat général du Roy, fait inhibitions et défenses aux habitants dudit Saint-Malo et païs circumvoisins dudit lieu, messagers et voituriers de trafiquer en cette ville ou autres villes de ce ressort, et aux habitans de cettedite ville et Faubourgs d'aller audit Saint-Malo d'y amener ou faire conduire aucune marchandise, sous peine de confiscation d'icelles, chevaux et charettes, et autres plus grandes peines, d'y aller y séjourner pendant le temps que ladite maladie continuera. Ordonne que le présent arrêt sera lu et publié en l'audience du siège principal de Rennes, à son de trompes et cris publicq aux carrefours de cette ville et faubourgs, à la diligence du substitut du procureur général du roy, à ce qu'aucun n'y prétende cause d'ignorance.

Fait au Parlement à Rennes, le quatorzième jour de may, mil six cent vingt deux. Ainsi signé : MONNERAYE.

***

A partir de cette époque, la peste ne visite plus Saint-Malo, du moins à l'état épidémique. Mais un retour offensif de la contagion est toujours à craindre, car la terrible maladie exercera longtemps encore ses ravages en France et dans les ports étrangers où les Malouins ont coutume de trafiquer.

Par une sage précaution, on décide d'abord d'augmenter le personnel médical de la ville. Nous avons déjà vu que Saint-Malo n'attirait guère les médecins. Une vieille rue de la Cité a porté jusqu'en 1839 le nom de « rue de la Lancette. » Là, demeurait, dit la voix publique, l'unique mire de la ville. Cette tradition est démentie par les faits, car nous verrons, en 1651, la Confrérie de Saint-Côme et Saint-Damien très florissante et un grand nombre de ses adhérents établis à Saint-Malo ou navigants sur les Corsaires et vaisseaux marchands. Mais cette puissante association n'était peut-être pas disposée à se plier toujours aux exigences des prévots. Un seul médecin, gagé par la Communauté de Ville, était alors à leur entière disposition.

C'était probablement celui qui, chargé d'une fonction publique, résidait rue de la Lancette, et dont le nom ne nous est pas parvenu. Il avait, paraît-il, fort à faire, et, pour la plus grande commodité des habitants, on décida de lui adjoindre un collaborateur.

Extrait du papier et registre du greffe de la Ville et Communauté de Saint-Malo

Du 5e jour de juillet 1651. assemblée générale tenue devant

Monsieur de Villemont, officier de la garnison et gouverneur de dite ville et château de Saint-Malo, sous Mᵍʳ le Marquis de Coesquen, capitaine gouverneur de ladite Ville et château.

Délibérant sur les remontrances de Mʳ le Procureur syndicq a esté conclud ce qui suit, par l'avis de la Compagnie.

Comme aussi Mondit Sieur le Sindicq a remontré que cette Ville et Communauté ayant seulement un médecin à gaiges et que le peuple y augmentait tous les jours, il ne peut satisfaire aux nécessités continuelles de ladite ville, qu'il est souvent obligé de faire des visites en dehors de cette dite ville où il est appelé; à cause de quoi il peut arriver beaucoup d'inconvénients au public, d'autant que le peuple de cette ville se trouve le plus souvent sans médecin dans la plus grande nécessité, outre que souvent des fois on est obligé d'en faire venir du dehors ce qui occasionne de grands frais audit public. C'est pourquoy mondit Sʳ le Sindicq a requis d'y être pourvu Sur quoi, les avis et opinions prises, il a été conclu et délibéré que l'on tâchera de rechercher quelque médecin savant et habile en son art pour habiter en cette dite ville, attendu la nécessité qu'on en a, auquel on donnera gaiges raisonnables pour l'obliger d'y demeurer, et pour aider à faire ce que dessus et faire rechercher ledit médecin, ont été et sont nommés, commis et députés, outre Mondit Sʳ le syndic, nobles gens, Jean Picot, Sʳ de la Gicquelais, et Jean de la Harpe, Sʳ de la Ville Jacquin, anciens bourgeois de ladite ville, auxquels a été donné toutes charges et pouvoir d'en faire les diligences nécessaires.

Délivré aux Sʳˢ députés par moi soubsigné, greffier de ladite Communauté. — François NEPVEU, syndic.

Cependant Saint-Malo, antérieurement décimé par la peste, préférait prévenir la maladie que de la subir, même assuré du concours de plusieurs médecins. A son tour, la ville s'isole; au premier bruit suspect, un Bureau de Santé se rassemble et prescrit des mesures sanitaires rigoureuses. Le point faible, fort difficile à surveiller, est la mer, avec la rade immense et les côtes qu'elle baigne. C'est de ce côté que porteront tous les efforts. Il faut reconnaître de loin les bâtiments, savoir d'où ils viennent et déjouer les manœuvres frauduleuses des capitaines, désireux de faire, malgré la quarantaine, entrer au port leurs vaisseaux et débarquer leurs marchandises.

En 1663, le capitaine Pelicot, sieur de l'Espine, malgré les efforts des Hollandais, est condamné à l'amende par le Bureau de Santé, pour avoir débarqué à Saint-Malo des marchandises provenant d'Amsterdam, alors infesté de la peste.

En 1665, trois bateaux sont établis pour interdire l'entrée du port à tout bâtiment venant d'Angleterre, d'Écosse et d'Irlande et autres pays attaqués du mal contagieux. Dans le même but, on place des plantons aux portes de la ville.

13 août 1666. — Nous Joachim Descartes, sr de Chanague, Conseiller du Roy en sa cour de Parlement de Bretagne, et Commissaire d'ycellui dans cette partie, faisons deffenses à toutes personnes de donner aucun accès ni retraite dans les ports et havres de cette province et particulièrement à ceux de cette ville de Saint-Malo, aucuns vaisseaux venant de Dunquerque, Boulogne et havres et ports de la province de Picardie et autres suspects de la maladie de contagion et de faire aucun traficq et commerce avec ceux qui seront dans lesdits vaisseaux, à peine de confiscation des marchandises et de la vie jusqu'à que autrement ne soit ordonné par ladite Cour, ou par nous permis après la délibération de l'assemblée de police de cette ville, et sera la présente ordonnance publiée et affichée aux carrefours de cette ville, à ce que personne n'en prétende. — Fait à Saint-Malo, ce 13 août 1666.

La même défense, en termes semblables, est publiée en 1669 contre le Havre, Dieppe et les environs.

Le 18 mai 1709, arrive à Saint-Malo un bâtiment anglais chargé de prisonniers français parmi lesquels règne la peste. Le Juge de police ordonne le transport immédiat de tous ces malheureux à la Maison de Santé du Talard, en attendant leur guérison.

Le 4 septembre 1720, sous la présidence d'Alain Gaillard, sieur de la Motte, maire en charge, s'ouvre dans la maison de l'Abbaye Saint-Jean un Bureau de Santé pour aviser aux moyens de préserver le pays de la peste qui, depuis le mois de juillet, dépeuplait Marseille.

Je passe le préambule de ce document qui semble le résumé le plus complet des précautions sanitaires prises à cette époque, dans un port, pour éviter une maladie contagieuse.

Si l'on remplace le vinaigre et les aromates par les moyens plus modernes de désinfection, je ne vois guère ce qu'on devrait changer. Dans les cas extrêmes, le feu était la suprême ressource, et en 1720 on usait plus délibérément que de nos jours de cette ultime raison, même s'il s'agissait de marchandises précieuses.

Le Règlement ci-après vise l'ordonnance du roi du 12 septembre 1712 et une lettre de l'Intendant de Bretagne du 1er septembre 1720.

..... à cet effet, sommes convenus de ce qui suit :

1° Que nous nous assemblerons au moins tous les huit jours, le mercredy, à deux heures de l'après midy,

2° Qu'il sera mis deux batteaux de garde avec trois hommes et un officier dans chaque batteau; lesquels officiers ont prêté en notre présence serment de se bien fidèlement comporter et exécuter les ordres ci-après spécifiés; lesquels officiers se nomment l'un le sr du Morier Putrel et l'autre le sieur Magloire Busnel.

3° Que l'un des batteaux fera la garde au Cap pendant huit jours et l'autre, à Césambre pendant le même temps et se changeront de poste de huit jours en huit jours, tenant toujours leurs batteaux à flot.

4º S'ils ont connaissance de quelques navires, ils iront à la rencontre et, se mettant au vent, ils leur parleront pour sçavoir d'où ils viennent, s'il y a des malades, morts et leurs chargements dont le capitaine tiendra sa déclaration signée, preste pour être dellivrée aux Commissaires et conduiront le navire a mouiller dans la grande rade, le travers du Petit-Bé et lui donneront une autant de la présente avec les mêmes précautions que pour le pilotte.

5º En cas qu'il eut besoin d'un pilotte pour entrer, le batteau luy en donnera un, avec la précaution de ne point donner à bord, mais l'obliger de mettre sa chalouppe à la trainne pour faciliter l'embarquement dudit pilotte, lequel pilotte restera à bord, jusqu'à ce qu'autrement soit ordonné.

6º Si le vaisseau vient de Marseille ou a eu quelques communications avec quelques navires sortis dudit lieu, l'officier du batteau dira au capitaine du vaisseau de mettre aux hobans du perroquet de fougue le pavillon blanc et de tirer un coup de canon vers la Ville. Ils ne laisseront sortir de leurs vaisseaux aucuns officiers, mathelots, passagers ou quelques autres personnes que ce soit pour aller à terre.

8º Il est deffendu aux capitaines des vaisseaux de souffrir ou recevoir à leur bord aucun batteau sous peine d'être puny comme il appartiendra; et si, sans participation et avant que le batteau de garde lui délivre la présente, s'il y avait quelque batteau avec son équipage à son bord, il sera obligé de les retenir à bord, sous les peines qui échoient.

9º Sy par malheur les navires qui arriveront à la rade font eau, lesquels ne puissent l'affranchir avec les pompes ou qu'ils manquassent d'ancres ou de cables, en ce cas, ils iront eschouer à Dinard ou à Belle-grève sur les vases, et ne dessendront point à terre, mais attendront qu'on leur vienne parler de loin.

10º Les capitaines ou maîtres de vaisseaux, barques, gabarres ou batteaux, tels qu'ils puissent être, remettront aux commissaires, médecins, chirurgiens ou autres qui feront la visite, leur lettre de santé expédiée par les magistrats ou

officiers publics des ports dont ces vaisseaux seront partis et
de tous les ports où ils auront pris leur chargement, ensemble
leurs lettres de mer et connaissement pour être ensuite lesdites pièces représentées aux officiers municipaux, après
néanmoins les avoir trempées dans du vinaigre ou parfumées
et pris toutes les autres précautions qui seront estimées nécessaires. Et M^{rs} les Commissaires en semaine feront leur rapport
à leur retour des vaisseaux au Bureau de Santé afin qu'il soit
ordonné ce qu'il sera jugé à propos.

11º Et sera la présente exécuttée nonobstant opposition et
autres empêchements quelconques, à peine contre les capitaines, pilottes, mariniers et toutes aultres personnes d'être
réputés désobéissans aux ordres du Roy et de 3,000^{lv} d'amendes
par chacun d'eux qui sera encouru par chaque contravention
et payable par corps : de laquelle amande et tout événement,
depans, le capitaine de navire repondra personnellement pour
le faict de son équipage.

12º Nous convenons que deux d'entre nous ne s'esloigneront
point de la ville pendant huit jours, à commencer le 8e du present mois.

Cette ordonnance fut appliquée dans toute sa rigueur,
comme nous allons le voir.

11 septembre 1720. — Le Bureau de Santé a delibéré à la
pluralité des voix que les vaisseaux venant de Marseille mouil-
leront sous le Cap de Frehelle pour y faire quarantaine, ordonne aux commandants des batteaux de garde de les y conduire et de faire bonne garde.

M. de Garangeau est en même temps prié de faire le
plan des ouvrages nécessaires à Césambre, « cazernes
et angares » pour les malades et les marchandises suspectes. Ces bâtiments, construits par le sieur Joseph
Piot, coûtèrent la somme de 7,016 livres et furent placés
dans l'enceinte de l'ancien couvent des Récollets.

21 septembre 1720. — Messieurs de Bauvais Grout et Dessaudrais du Fresne, commissaires pour la visite des navires qui arrivent en ce port, ont remontré à l'assemblée qu'ayant eu avis par le Sr Bunel, officier de l'un des bateaux de garde de la Santé, le matin de ce jour, qu'il était venu deux vaisseaux, l'un nommé *la Suzanne*, venant de Marseille, et l'autre *la Paix*, autrement dit *la Sagenne*, venant de Cadix, auxquels le Sr Bunel avait ordonné de mouiller sous le Cap et de tenir leur déclaration et autres pièces prêtes pour présenter à M^{rs} les Commissaires du Bureau de Santé, quand ils viendraient à bord, conformément aux ordres du Bureau imprimé qu'il leur a laissé dans le canot, sur lequel rapport, ils s'y sont transporté avec M. Baltazar Emery, médecin du Roy, et le Faguays, chirurgien du Roy, jurés en cette Ville et ils se sont rendus premièrement à bord du vaisseau *la Paix* et au-dessus du vent, et y étant, ils ont demandé au capitaine d'où il venait, s'il avait des malades à bord, son chargement avec sa déclaration signée de luy, de son écrivain et chirurgien-major.. .. Lesquelles pièces il nous donne étant passé par le vinaigre par le moyen de son canot qu'il a fillé de l'arrière.....

Ils se sont aussi transportés prosche dudit navire *la Suzanne* au-dessus du vent et y étant, ils ont demandé au capitaine d'où il venait, s'il avait des malades et son chargement avec sa déclaration par écrit ; lequel leur a déclaré venir de Marseille, n'avoir aucuns malades et être chargé de laine et autres marchandises et n'avoir aucunes lettres de Santé, et il a mis son batteau à la traine dans le derrière duquel était un seillot remply de vinaigre, qu'ils ont abordé et ont trouvé dans le vinaigre la déclaration dudit capitaine avec le manifeste de son chargement avec quelques lettres que le Sr Emerie a pris et les a retrempées dans du vinaigre qu'ils avaient dans leur batteau, lesquelles pièces ils représentent ; déclarent de plus qu'ils ont vu arriver un navire de dehors le Cap et qu'un des batteaux de garde de la Santé a été pour leur donner des ordres.

4 novembre 1721. — La gardienne de l'île de Césambre demande la permission d'en revenir. « Sur quoy délibéré la permission accordée étant équitable, en conséquence laditte Vrin pourra descendre jeudy prochain de dessus laditte isle dans le batteau qui aportera les maçons et autres ouvriers qui sont dans la mesme isle à travailler aux réparations après qu'elle et lesdits ouvriers et maçons auront esté bien et deument fumés et parfuméz auparavant. »

La même permission est accordée à un lieutenant de bateau et à ses trois matelots « parceque, au préalable, ils seront deument visittéz et parfuméz par les médecins et chirurgiens jurés de cette ville, payant au préalable, ledit Charles Cordier et ses préposés, la somme de trente livres au sieur Barchamps Brignon, trésorier de ce bureau, tant pour la descente desdits médecin, chirurgien, que parfums. »

Nous pourrions multiplier les citations toutes conçues dans le même esprit et en termes presque identiques. Le Bureau de Santé jouissait de droits absolus sur la navigation, imposait la quarantaine à tout navire jugé suspect et prélevait des redevances à son profit. Les vaisseaux admis à la libre pratique, payaient de 200 à 500 liv., suivant l'importance de leur cargaison, pour « contribu-« tion des frais et dépenses que l'on est obligé de faire « pour empêcher la contagion. » 800 et 5,000 liv. étaient exigées pour frais de quarantaine et séjour des hommes et des marchandises à Césambre.

Les précautions sont des plus rigoureuses : un garde juré et assermenté est installé à bord du bâtiment suspect. Il est défendu de mettre les embarcations à la mer : « La chaloupe et les canots seront sur les palans. » Les armateurs peuvent apporter des vivres frais et des rafraîchissements, mais le bateau de garde ne perd pas de vue les transports, et les provisions doivent être placées dans la chaloupe du bord, vide et éloignée du navire « à longueur d'hossière. »

Le vaisseau est déchargé et la cargaison transportée

à Césambre. Cette île, devenue lazaret et entrepôt des
marchandises suspectes, est située à la limite Nord de
la grande rade, à quatre kilomètres de Saint-Malo. Des
moines de divers ordres l'avaient longtemps habitée.
Les bâtiments claustraux, pillés et incendiés en 1695 par
les Anglais, tombaient en ruines. Dans leur enceinte
hâtivement réparée, furent contruits des baraquements
et hangars. Là, sous la surveillance du Bureau de Santé,
sont établis les malades. Les poudres et gargousses sont
déposées dans l'antique chapelle de Saint-Brandan. Des
gabarres, chargées par l'intermédiaire des chaloupes
éloignées du bord, sont accompagnées, à portée de fusil,
par le bateau de garde qui ne doit pas les perdre de vue.
Si un grain violent, une tempête empêchent d'accoster
l'île, le capitaine de la Santé ralliera son convoi autour
des vaisseaux à l'ancre, et même, en cas de force
majeure, relâchera avec lui sur un point de la côte d'où
il préviendra le Bureau par la voie de terre.

Ces mesures étaient encore exagérées si le vaisseau,
à son arrivée, signalait des malades ou des décès. Trois
bâtiments entre autres, la *Suzanne*, le *Louis Charles* et
le *Jean l'Aumônier*, furent déchargés complètement.
Leur cargaison, composée d'étoffes précieuses, fut, malgré les représentations faites au Parlement, brûlée à
Césambre les 28 et 31 janvier 1721. Les navires, vidés
et parfumés, furent amenés dans le port et coulés près
de l'Eperon, pendant plusieurs marées, pour les purifier
davantage. Les cendres des marchandises brûlées, qui
contenaient une assez grande quantité d'argent, furent
vendues, en 1727, au profit des hôpitaux de Saint-Malo.

Le Bureau de Santé ne se contentait pas de veiller
aux détails matériels. Il s'inquiétait des fausses rumeurs
mises en circulation et tenait à donner confiance à la
population. La semonce suivante, adressée à un de nos

confrères, nous prouve qu'il comprenait son rôle protec-
teur et se montrait à la hauteur de sa tâche :

Sur le bruit qui s'était répandu que le Sieur Hunod, médecin, avait dit qu'il était mort quelqu'un à bord des vaisseaux
en quarantaine, le bureau l'a envoyé chercher. et étant entré.
Monsieur le Maire lui a demandé d'où il tenait cette nouvelle ;
lequel a répondu qu'il l'avait entendu dire. sans pouvoir dire
l'auteur. Sur quoy, Monsieur le Maire lui a dit qu'il ne conve-
nait pas à un homme de sa profession de faire courir des bruits
vagues qui ne servent qu'à allarmer le public dans un temps
où le bureau prend tant de mesures pour garantir St-Malo
du mal contagieux et rassurer les esprits. — 16 octobre 1720.

Grâce au zèle de ses magistrats, Saint-Malo n'eut
plus à connaître les horreurs de la peste. Les derniers
documents à ce sujet datent, l'un de 1728, défendant de
donner asile à trois navires partis de Zante contaminé,
l'autre de 1757, lettre du comte de Saint-Florentin à
propos de la peste de Lisbonne.

CHAPITRE II

La Confrérie de Saint-Côme et Saint-Damien.

§ I

Le Collège des Médecins et Chirurgiens.

Les confréries de médecins et chirurgiens ne datent guère, en province, que des lettres patentes du roi Henri III confirmant à son « bien aimé premier Barbier et valet de chambre ordinaire, Jehan de Percontal, » les privilèges accordés par ses prédécesseurs (mai 1575).

Ces lettres règlent la hiérarchie des barbiers chirurgiens et indiquent les principaux statuts auxquels ils doivent obéir. Le premier barbier du roi, grand-maître de la confrérie, nomme dans chaque ville des lieutenants autour desquels se groupent les maîtres-jurés, « et ce « faisant, auront regard et visitation sur les autres maistres, « à ce qu'il ne se commette aucun abus, feront bien et « loyaument entretenir et garder les Statuts, ordonnances « et privilèges d'icelui estat, feront bons et loyaux rap- « ports de leurs visitations, et pour cet effet, entrant en « leurs dictes élections, presteront le serment es-mains « d'iceluy notre premier barbier, ou ses lieutenants et « commis..... Paieront lesdits Barbiers et chirurgiens, « chacun, quand ils seront passés maistres, cent sols « tournois pour aider et subvenir aux frais qu'il convin-

« dra faire pour l'entretenement de ladite confrairie, à ce
« que, avec l'aide de Dieu et d'iceulx glorieux Saint
« Cosme et Saint Damiens, ils puissent plus souveraine-
« ment œuvrer au corps humain. »

A ces maîtres-jurés doivent obéissance les autres
maîtres, les compagnons et les apprentis : ces derniers
doivent comparaître au premier appel, à peine de deux
sols six deniers d'amende. Tout est prévu, même le
chômage obligatoire de saignées et de purgations, sauf
permission des maîtres-jurés, les jours de fêtes caril-
lonnées.

Nous trouvons, à Saint-Malo, les traces de cette puissante organisation dans la première moitié du xviie siècle.

Le premier document qui nous soit parvenu est la
sentence suivante, du 15 juin 1639, condamnant divers
chirurgiens navigants à payer la cotisation de 20 sols
prévue aux statuts.

Extraict du papier et registre du greffe de la Cour et
Juridiction de Sainct-Malo. Du mercredi quinziesme jour de
Juin mil six cents trente neuf, devant Messieurs les Alloué et
Lieutenant, à l'audience Pierre Dufaux et consorts de pled
Maistres chirurgiens jurés et reçeus en cette ville de Sainct-
Malo. Ledit Dufaux present pour lui et sesdicts consorts et
Gingats procureur et Pepin advocat, contre Raoul Guisnel
present et Godalles procureur et Gravé advocat; Ollivier Pelé
present et Jallobert procureur. Jean Ruault la Chesnaye present et Gervais advocat et procureur. Louis Pirou par Pirou
procureur, Alain Biochet present, fin deffaut. Appelés aux fins
de l'action et requeste et à payer chacun desdicts deffendeurs
la somme de vingt sols pour l'entretien de la Confrairie de
Sainct Cosme et Sainct Damian, avec offre que font lesdicts
demandeurs de faire célébrer les services portés en leur
requeste. Ledict Guisnel dict n'y estre tenu et insiste. Portées
presentes ouyes, ont esté et sont lesdicts Pelé. Ruault. Pirou

et Guisnel de leur consentement et suivant leurs offres et celles
desdicts demandeurs portées en leur requeste de faire célébrer
les services y portés. Condamnés payer chacun d'eux la
somme de vingts sols par an pour estre employés à ladicte
Confrairie; sera ledit Biochet rappelé. Le present deslivré
audict Dufaux et consorts demandeurs le requerant pour leur
valloir et servir ainsy que de raison en attendant le mettre en
plus ample forme, si requis est. Signé BOULAINE, commis au
greffe et ensuite est escrit.

Nous soubzsignés, acquiessons à la sentence cy dessus et de
l'autre part, et promettons y obéir sur l'hypotèque de nos
biens comme si y étions dénommés et condamnés. Faict à
Sainct Malo, ce saiziesme juin, mil six cent trente neuf.
Signés O. BOURDON, Jean LOYSEL, J. LE GENTILHOMME,
F. LE TIXIER, G. LORAND, Jean BLANCHE, T. VALLÉE, MANOURY,
Gille BENIC, P. DUJARDIN, CHANTEAU, Jean MERVEN, Raoul
GUYNEL, G. DAVY, Jean L'HERMITE et Jan PORRET.

Saint-Malo était, à cette époque, presque à l'apogée de
sa gloire maritime; on y armait de fort nombreux navires,
tant pour la course que pour la pêche sur les côtes de
Terre-Neuve et le trafic avec les Grandes-Indes. Presque
tous les vaisseaux embarquaient un chirurgien, dit
« chirurgien navigant. » C'était ordinairement un
jeune homme, aspirant à la maîtrise, qui, après des
examens sommaires, apprenait à la mer, en s'exerçant
sur de durs marins, l'expérience de son art. D'autres,
mariés déjà et pères de famille, renonçant à obtenir de
plus hauts grades, restaient toute leur vie chirurgiens
navigants. Par contrat, ils devaient toujours se rendre
utiles, et si les malades et les blessés leur laissaient des
loisirs, ils faisaient le coup de feu avec l'équipage ou
tranchaient la morue sur les Bancs. Nous verrons qu'ils
étaient assez peu considérés et que leurs gages n'éga-
laient pas ceux de l'écrivain du bord, qui lui au moins

jouait, après la bataille, le rôle actif d'inventorier les prises et de faire le partage des richesses conquises.

En 1666, la Confrérie comptait quarante-six chirurgiens navigants, qui ne payaient qu'avec peine la redevance due au prévôt.

Celui-ci fit prendre contre eux un arrêt pour les contraindre. Cette seconde édition de la sentence de 1639 est plus générale et taxe les maîtres, les compagnons et les apprentis. Rendue sur la requête des Maîtres chirurgiens de Saint-Malo, elle frappe d'une contribution annuelle les membres de la Confrérie de Saint-Côme et de Saint-Damien pour subvenir aux frais du culte et des cérémonies religieuses. Chaque maître doit annuellement payer 60 sols. Chaque chirurgien navigant, 20 sols. Tout chirurgien tenant boutique ouverte sous privilège, 30 sols. Les apprentis, à l'exclusion des fils des maîtres, paient, à leur entrée, une livre de cire ou 30 sols et 5 sols par an.

Les prévôts, nommés par les Maîtres, tiendront compte de ces deniers en présence de deux anciens Maîtres et de deux navigants, afin que l'argent soit employé « au service et nécessité de ladite confrairie, sans pouvoir en être distrait, » 23 novembre 1666.

La sentence est immédiatement notifiée par un sergent de la juridiction de Saint-Malo aux chirurgiens navigants réfractaires, ou plutôt à leurs femmes, car les hommes sont presque tous en mer; certaines sommes rentrent dans la caisse de la Confrérie et le prévôt peut établir son compte ainsi qu'il suit :

1666

En la susdite année, a esté prouvost de la noble confrairye de Mess. Sainct Cosme et Sainct Damien. françois Le Roy, maistre Sirugien.

Docteurs en Médecine.

Mons. Faune.	00 lv.
Mons. Dubourg.	00 lv.
Mons. de la Massuère.	3 lv.

Maistres Sirugiens.

M. Guillaume Ruel.	3 lv.
M. Michel Deschamps.	3 lv.
M. Georges Martin.	3 lv.
M. Baltazar Emery..	3 lv.
M. Pierre de Launay..	00 lv.
M. François Bougourd..	3 lv.
M. Michel Jamot.	3 lv.
M. Gilbert Rouxel.	3 lv.
M. Claude Dureau.	3 lv.
M. Pierre Castel.	00 lv.
M. Pierre de Séqueville.	00 lv.

Maistres Apotiquaires.

M. Pierre Bourdeaux.	1 lv. 10 s.
La Veuve de M. Pierre de Calacq.	1 lv. 10 s.
La Veuve de M. Pierre Piart..	2 s. 6.
M. La Cottierre.	15 s.
M. Jan de Guest La Croix.	0 lv.

Les tenans sous privilèges.

La Fontaine Duval..	1 lv. 10 s.
Jean Seigneur La Chapelle.	1 lv. 10 s.

Chirurgiens navigans.

Michel Le Roy..	1 lv.

François Letessier.. . . . . 1 lv.
Jan Poret.. . . . . 0 lv. 10 s.
Ensuite les noms des autres sirugiens navi-
    gans auxquels je fais signiffer la sentance
    cy dessus.

Suivent les noms de 45 chirurgiens navigants. Les
33 premiers sont indiqués comme bons pour une livre;
les 12 autres n'ont aucune somme inscrite devant leurs
noms.

Pour le drap mortuaire.

Reçu. . . . . 6 lv. 10 s.
Queste par l'Eglise. . . . . 1 lv. 7 s. 6.
        Somme 72 lv. 5 s.

*Memoire des fraicts par Moy, fran. Le Roy, faicts pour
ladite confrairye année 1666.*

    Premièrement
Pour la feste, payé à M. des Salles. . . . . . 4 lv.
Aux diacres et sous-diacres. . . . . 2 lv.
Pour la musique. . . . . 18 lv.
A l'organiste. . . . . 4 lv.
Au garçon de l'organiste: payé au gardien
    de la Chapelle. . . . . 1 lv. 10 s.
Pour le luminaire. . . . . 12 lv. 4 s.
Pour les bouquets. . . . . 6 lv. 10 s.
Pour les tapisseries. . . . . 6 lv.
Pour Dandot et Herlin, tant argent que la
    nourriture. . . . . 6 lv. 10 s.
Pour le desjeuner des musiciens. . . . . . . 3 lv.
Pour le laurier. . . . . 1 lv.
Pour la messe annuelle. . . . . 26 lv.

Autres frais extraordinaires.

Pour les espèces de la sentence dont copie
est cy devant. . . . . 9 lv. 12 s.

Pour la conclussion au procureur fiscal.. . . 6 lv. 8 s.

Pour le retrait. . . . . 1 lv. 10 s.

Pour la fasson de la requeste. . . . . 1 lv.

Pour le retrait des deux sentences qui ont
servy à faire donner la susdite. . . . . . 3 lv.

Pour 46 copies et significations de la dite
nouvelle sentance à 5 s. chacune. . . . . 11 lv. 10 s.

Pour façon d'un autre requeste pour relever
l'obmission de la susy.. . . . . 1 lv.

Pour avoir fait signiffier aux confrères les
exploits au pied de la dite requeste cy
dessus et pour copies et exploits au pied,
payé à l'huissier, suivant sa marque. . . 2 lv. 5 s.

Somme : 125 lv. 19 s.

Ce jourdhuy vingt huitième de Septembre mil six cents soixante sept, le present compte a été par nous soubsignes, antiens maistres chirurgiens en ceste ville de Saint Malo, en l'absence de Maistre Guillaume Ruel, examiné en la presence de Michel le Roy et Julien Grenet, chirurgiens navigants et par yceluy avons trouvé que la confrairie est redevable audit M. François Le Roy provost comptable, de la somme de cinquante quatre livres quattorze sols, sauf à luy de se faire payer de ces sommes qui luy sont deues par quelques chirurgiens navigants, apprentifs et autres. — F. le Roy — Michel Deschamps — Bougourd — Jullien Grenet — Michel le Roy.

Memoire des actes concernant laditte confrayrie lesquels Moy dit Le Roy ait dellivré et mis aux mains de M. Baltazar Emery prouvost d'ycelle en la presente année 1667.

L'ancien Deal en forme de Rolle, commencé l'an 1642, finissant au 56ème feuillet, en l'an 1666.

Un arrest de la Cour du 16 février 1665 en veslin. signé Malescot portant la confirmation de la susdite confrairye.

La sentance dont copie est enregistrée cy devant.

Une autre sentance rendue en la juridiction de Saint Malo le xv Juin 1639, contre les chirurgiens navigans. signée Boulaine commis au greffe et acquiescée par plusieurs chirurgiens. suivant leur soussignée au pied.

Deux autres sentances rendues en ladite juridiction contre lesdits navigans des 12 et 14 May 1644. signés Aoursin, notaire royal.

Memoire des ornements de la dite confrairye dont Moy
d. Le Roy ay pareillement saisy ledit Emery.

Scavoir :

Six chandelliers de cuivre.

Un drap mortuaire en velours noir.

Un tour de courtine de velours.

Une chasuble avecq l'estolle et Fanon de couleur d'orange et de taffetas à fleur.

Un canon et un estuit à mettre les corporaux.

Un drap mortuaire de serge noire.

Le tout vieil.

B. EMERY.

J'ai fait à dessein la citation entière, telle qu'elle se suit dans le manuscrit, car c'est un des plus anciens exemples de la comptabilité des prévôts de la confrérie à Saint-Malo. Nulle part il n'est question de secours mutuels : l'association est purement religieuse et les cotisations des confrères sont réunies et exigées dans le but unique d'honorer les Saints Patrons. Cependant un service funèbre est toujours célébré pour un membre défunt; les femmes jouissent du même privilège.

Pour avoir fait dire une messe de Requiem à haute voix pour la femme de la Fontaine du Ret — 10 s. (1669).

Pour la messe de Robert Casin, décédé au mois d'Aoust dernier, célebrée le 22 octobre. Nota que ledict Casin est le premier des chirurgiens navigants, décédé depuis nostre reglement. Et que cette messe a été célébrée avec les six cierges allumés et l'autel paré des draps mortuaires. — 15 s. (1671.)

L'autel de saint Côme existait autrefois à l'église cathédrale de Saint-Malo, adossé à un gros pilier de granit, près de la porte qui était déjà, en 1671, connue sous ce nom. Les prévôts y faisaient célébrer la fête annuelle, ainsi que la messe hebdomadaire et les services pour les défunts.

La plus ancienne pièce citée à l'inventaire est la sentence rendue en la juridiction de Saint-Malo, le 15 juin 1639.

Dans l'ordre chronologique nous trouvons ensuite « l'ancien Deal, en forme de Rolle, commencé l'an 1642, « finissant au 56e feuillet en l'an 1666. »

Le mot *Deal* ne se trouve dans aucun des anciens dictionnaires. Je présente ici l'opinion de M. Georges Saint-Mleux, agrégé de grammaire de l'Université de Paris, qui conclut scientifiquement à la signification que j'avais empiriquement trouvée : « Registre Journal. »

L'étymologie de *deal* n'est pas très compliquée. De *dies*, on a tiré un adjectif-substantif *dielis*, analogue à *fidelis* de *fides* et *dielem* a donné *deal*, comme *fidelem feal*. Sans doute est-ce la persistance des composés ou dérivés de *dies* dans le latin de l'Eglise ainsi que dans le roman qui a contribué à maintenir la forme *dial* de préférence à la forme *deal*; mais il me semble évident que c'est là un seul et même mot.

Un *deal*, dans le texte visé, signifie donc quelque chose comme un livre-journal, un registre tenu au jour le jour. — G. Saint-Mleux.

Ce qui corrobore encore cette opinion, c'est l'inventaire

fait en 1673 par Pierre Dufau, prévôt de la confrérie, qui ne parle plus de deal, mais note simplement « le Vieux Registre. »

Les comptes sont établis dans la même forme, avec la même minutie, jusqu'à la fin de 1675. Puis, sans cause apparente, toute trace de comptabilité disparait pendant quelque temps. Le registre se borne à énumérer, année par année, le nom des prévôts en charge.

En 1685, l'indication est plus complète :

Du 10ème de Septembre 1685, nous nous sommes assemblé à l'hospital de cette ville, lieu ordinaire de nos assemblées pour faire élection d'un provost de la confrairie de Saint Cosme et de Saint Damien, lesquels les soub signés, maîtres chirurgiens, ont élu pour provost, M. Balthazar Emerie pour deservir cette année, et ont signé : F. le Roy — G. Martin — B. Emerie — D. Desforets — Baugrand — Guilh. Nogues — Bonneur.

Cejourdhuy 9ème Septembre 1689, nous nous sommes assemblés à notre lieu ordinaire pour faire élection d'un provost de notre confrairie, lequel a esté élu le sieur Germain Bonneur pour desservir ladite année et de plus nous avons convenu que les comtes se rendront le lendemain de la Saint Cosme et de plus l'on s'est chargé de faire un petit coffre où il y aura trois serrures où l'on mettra tous nos papiers et l'argent qui résultera du provenu de la dite confrairie, et dudit coffre, l'ancien desdits mt. en aura une clef, le lieutenant une autre, et le provost en charge, une autre ; fait au dit Saint Malo, jour et an cydessus.

Cette clef du coffre-fort attribuée au lieutenant doit attirer notre attention ; cette désignation prouve que la communauté de Saint-Malo était déjà assez puissante pour posséder un lieutenant du premier chirurgien du Roy.

Ce titre, avec ses prérogatives, date de Charles V (décembre 1371). Il fut réuni, en province par les édits de mars 1691 et février 1692, aux charges héréditaires de chirurgiens jurés royaux, commis aux rapports, et disjoint de nouveau par édit de septembre 1723. (Statuts et Règlements géneraux : avertissement. Paris, 1772. Le Blond d'Olblein, avocat au Parlement, secrétaire du premier chirurgien du Roy.)

Le nom du lieutenant n'est pas indiqué au manuscrit ; mais la charge étant héréditaire, le titulaire pouvait être tout autre personnage qu'un chirurgien.

Cejourdhuy neufiesme jour de Septembre, mil six cents quatre vingt deux, en nostre assemblée ordinaire, nous soussignés maitres chirurgiens de cette ville de Saint-Malo, avons nommé pour desservir cette année nostre confrairie en qualité de provost, Pierre Baugrand, l'un desdits maitres et luy avons donné pouvoir de recevoir des précedents provost, toutes et telles sommes qu'ils doivent à ladite confrairie de Saint Cosme et de Saint-Damien, restante ou tenant bon de leur administration, pour estre employée à faire orner et dorer nostre autel avec ce qu'il pourra recevoir volontairement des bienfaiteurs et de ce qu'il pourra avoir de bon aussy de son administration, sans que nous soions obligés de luy fournir aucunes sommes que celles cy dessus.

Nous trouvons de nouveau des noms sans commentaires; puis deux ou trois pages manquent.

Dans l'année 1698 a continué le sieur Faguais d'estre prevost de la noble confrairie de Saint Cosme et Saint Damien pour éviter aux chicanes.

En l'année mil sept cent sept a esté élu prevost le sieur Faguais pour la quattrième fois, à cause des contestations les autres confraires qui l'ont recusé, et moy accepte volontairement de desservir la ditte confrairie.

Nous retrouverons ailleurs F. Faguais qui déjà a l'air

de se poser comme arbitre et comme l'homme indispensable, bien que son nom ne figure qu'en 1697 dans le registre, à propos de sa première élection à la fonction de prévôt.

La note de 1707 est la dernière indication de quelque importance ; il ne reste plus que des noms et après une lacune de deux pages le manuscrit se termine en 1718, au 57e folio.

Voici la liste des prevosts en charge de 1666 à 1718 :

1666 François Leroy. . . . .
1667 Baltazar Emerie.   1692 François Desforets (3e fois)
1668 Michel Jamot.   1694 Bertrand Lagoux.
1669 Gilles Roussel.   1695 Ribart.
1670 Claude Dureau.   1696 V. Houet.
1671 Michel Deschamps.   1697 François Faguais.
1672 Pierre Catel.   1698 François Faguais (2e fois)
1673 Pierre Dufau.   1699 Gabriel Haret.
1674 Georges Martin.   1700 Michel Jamot (5e fois).
1675 François Leroy (2e fois).   1701 N. Belot.
1676 Pierre Baugrand.   1702 Bertrand Lagoux (2e fois)
1677 Baltazar Emerie (2e fois)   1703 Ribart (2e fois).
1678 Michel Jamot (2e fois).   1704 François Faguais (3e fois)
1679 Claude Dureau (2e fois).   1705 Dupré suppléé 6 mois par
1680 Guill. Nogue.   Faguais.
1681 François Desforets.   1706 François Houet, Sr. Du-
1682 Bormeur.   chesne.
1683 Martin.   1707 François Faguais (4e fois)
1684 Pierre Baugrand (2e fois)   1708 Gabriel Haret (2e fois).
1685 Baltazar Emerie (3e fois)   1709 Etienne Ribart le fils.
1686 Michel Jamot (3e fois).   . . . .
1687 Michel Jamot (4e fois).   1718 Jean Dupré (2e fois).
1689 François Desforets (2e fois)

Je trouve plus tard, et sans indication de date, la note suivante insérée entre deux feuillets du registre des examens, après la nomination de Chifoliau comme lieutenant du premier chirurgien du Roy.

M. le lieutenant a représenté que, pour se conformer au titre 4 de nos statuts et suivant notre usage, il était nécessaire de pourvoir à la nomination d'un prévot de notre communauté et confrairie, que c'était le tour et le rang de notre confrère le s^r Guillaume François Boré ; en conséquence la compagnie la nommé prévot pour entrer en service le 26me de ce mois et finir à pareil jour l'année prochaine, pour gérer conjointement avec M. le lieutenant les affaires de notre communauté et confrairie, et attendu que le revenu de la confrairie ne subsiste plus, par le défaut d'armement au lieu du service solennel que nous sommes dans l'usage de faire célébrer le jour Saint Cosme et Saint Damien, et le service des deffuncts le lendemain, le s^r Boré fera dire trois messes basses le jour de la fête dont l'une à six heures où les maîtres sont inviter d'assister et trois messes le lendemain pour les défuncts, ainsi que la messe tous les dimanches, comme à l'ordinaire. Le s^r Quesnel lui remettra la clef du coffre et l'inventaire des effets appartenant à la confrairie, pour en rendre compte à la communauté à la fin de sa gestion. Le s^r Boré sera aussi chargé de la visite des pauvres de l'Hôpital Général en ce qui concerne notre état, à tout qu'il a acquiessé par sa signature fait et arrêté.

Voici enfin le dernier document relatif à la communauté des maîtres chirurgiens de Saint-Malo, qui douze jours plus tard devait être supprimée (voir plus loin La Médecine sous la Révolution).

A Messieurs le Maire et officiers municipaux de la ville de Saint-Malo.

Les maîtres en chirurgie de cette ville et dépendances ont l'honneur de vous représenter : qu'ils y forment un corps et communauté, comme exerçant un art libéral et scientifique que jusqu'ici leur chambre commune d'assemblée et de délibération était établi à Saint François aujourd'hui supprimé ; que jusqu'à présent, il ne paroit pas que l'assemblée nationale ait portée aucune réforme aux règlements qui les regardent ; que pour les observer ils sont obligés de s'assembler de fois à autre, et qu'actuellement il se présente un aspirant à la maîtrise pour subir ses examens. Ils vous prient donc de vouloir bien leur donner ou indiquer une chambre où ils puissent s'assembler, soit à la maison commune, soit au couvent de Saint Benoist ou de Saint François. Et c'est ce qu'ils espèrent de votre justice.

6 août 1792.

§ II

Collège des Chirurgiens de Saint-Malo.

Ce présent livre est pour servir à l'enregistrature des Receptions des maistres chirurgiens de Saint-Malo, de la campagne, des maistres chirurgiens navigans et sages femmes, le tout conformément à l'édit du Roy, du mois de Fevrier 1692, a esté par nous, maistres chirurgiens jurés du Roy, milésimé et s'est trouvé nonante huict feuillets ; celui-cy non compris. Arêté à Saint-Malo, le 13 Octobre 1715.

F. Faguais, chir.-royal, Duplessix-Lagous.

Le present registre fini, et arrêté par nous soussigné lieutenant dans la Communauté des maîtres chirurgiens de la Ville de Saint Malo, ce premier Juillet, mil sept cent soixante seize.

Chifoliau, lieutenant.

Dans l'espace d'environ 60 ans, ce manuscrit de 98 pages renferme les pièces nécessaires à la nomination de 68 chirurgiens navigants, 14 sages-femmes, 15 maîtres chirurgiens qui se sont établis à Saint-Malo et dans ses environs, à Saint-Servan, Paramé, Saint-

Méloir. De plus, de 1762 à 1776, on y a enregistré
72 certificats d'apprentissage.

Chacune de ces nominations comporte un certain
nombre de pièces : d'abord, requête très humble de l'aspirant à ses futurs juges, avec, à l'appui, acte de baptême, certificat d'apprentissage, diplôme de chirurgien
navigant, ou lettres autorisées justifiant d'études faites
ailleurs, ou de services rendus dans l'art de chirurgie.
Enregistrement par le greffier, après avis du lieutenant
du premier chirurgien du Roy, qui donne jour et heure
pour les examens, d'accord avec le médecin juré du Roy.
Le candidat reçoit ordre de porter, aux maîtres chirurgiens désignés pour examinateurs, des billets les convo-
quant « au couvent Saint-François, dans notre chambre
commune et de juridiction. » Puis est inscrit au registre
le procès-verbal de l'examen, avec l'indication de la date
du suivant. Le tout, en présence du médecin juré du
Roy, qui n'interroge pas, mais assiste aux épreuves et
signe avec les maîtres chirurgiens. Quelquefois, le candidat demande un sursis d'un à plusieurs mois, faveur
qui lui est toujours accordée, et les épreuves se succèdent au nombre de six à sept, jusqu'au chef-d'œuvre,
« opérations de chirurgie avec bandes et bandages. »
Alors, l'aspirant se retire et, les voix prises, le lieutenant du premier chirurgien du Roy, président, prononce
l'admission. La minute du diplôme, dont copie est délivrée sur parchemin à l'intéressé, est inscrite au registre,
énumérant les droits et surtout les devoirs du nouveau
maître, les charges que la Communauté s'est engagée à
remplir, et auxquelles il doit participer, sans oublier le
serment, les frais du culte pour la Confrérie de Saint-
Côme et de Saint-Damien, et la rétribution de 60 livres
due à la bourse commune.

Tel était le cérémonial usité pour les aspirants à la

maîtrise en chirurgie, à Saint-Malo. Mais il ne faut pas croire que toutes les réceptions étaient entourées d'un tel luxe d'épreuves.

Les maîtres chirurgiens des faubourgs Saint-Servan et Paramé subissaient deux modestes examens, avec défense d'exercer en dehors du lieu pour lequel ils avaient été spécialement nommés. Ils s'engageaient en outre à respecter les statuts des chirurgiens de Saint-Malo et, dans chaque cas grave ou important, à faire venir à leur aide un maître chirurgien de la ville. J'ai eu en mains le diplôme de Pierre Le Roux, reçu maître chirurgien pour la paroisse de Saint-Servan, le 17 mars 1749. Cet acte, avec le brevet d'apprentissage, est conservé dans la famille de l'un de ses parents, récemment décédé, docteur en médecine à Saint-Servan ; il est, mot pour mot, conforme au registre que je possède, où l'original est inscrit à la date indiquée.

Les chirurgiens navigants ne subissaient qu'une épreuve pour leur brevet de maître. Ceux qui, reçus dans une autre ville, désiraient s'embarquer à Saint-Malo, devaient présenter leurs lettres de maîtrise aux médecins et chirurgiens royaux et en requérir l'enregistrement. Cette formalité accomplie, ils étaient libres de prendre la mer, à condition de payer à la Communauté les redevances usuelles.

A propos de ces chirurgiens navigants, nous avons remarqué que les réceptions cessent d'être inscrites au registre en 1724. Cette lacune, qui existe jusqu'à la fin, coïncide avec l'établissement à Saint-Malo de la charge de lieutenant du premier chirurgien du Roi (17 juillet 1724). A partir de cette époque, aucun examen pour les chirurgiens navigants n'est indiqué dans le manuscrit. Pourtant apprentis et compagnons embarquaient quand même, car tous les aspirants à la maîtrise font état de

leurs services en mer : Dans la requête de Pierre
Laroche Lucas, 1735, le candidat indique comme titre
« sa lettre de réception en qualité de chirurgien navi-
« gant du 25 Aoust 1729, signée F. Faguais et Lagoux,
« chirurgiens de la marine à Saint-Malo. »

Peut-être les médecins de la marine, dépendant du
tribunal de l'Amirauté, ont-ils ouvert un registre spécial pour inscrire ces nominations.

Cette opinion m'est confirmée par la pièce suivante
prise au hasard dans les archives de l'Amirauté :

24 janvier 1786.

A Messieurs les Juges du Siège royal de l'Amirauté
de Saint-Malo.

Supplie humblement le sieur Gilles Nouvel, natif de cette
ville et paroisse de Saint-Malo et y demeurant, âgé de 19 ans
ou environ.

Disant qu'ayant été élève en chirurgie pendant deux années
consécutives chez le sieur Quesnel, maître en chirurgie en
ladite Ville, suivant son brevet d'apprentissage du 29 mars
1785, signé dudit sieur Quesnel, il désirerait être reçu et
admis à embarquer en qualité de chirurgien major dans tous
les bâtiments de commerce et comme il faut qu'il justifie qu'il
a pour cela les connaissances et expériences nécessaires, il
requiert qu'il vous plaise, Messieurs, voir à la présente attaché
son brevet d'apprentissage. En conséquence, y aïant égard et
à l'exposé de la présente, lui permettre de se faire interroger
et examiner sur l'art de la chirurgie par les sieurs Méttéyé et
Martin, chirurgiens en votre siège, pour être par vous reçu et
admis à embarquer en qualité de chirurgien major sur tous
les bâtiments de commerce, s'il en est jugé digne et ferez
justice.

G. Le Nouvel.

La requête est communiquée au Procureur du Roi qui l'admet et donne l'autorisation demandée en ces termes :

Vu l'attestation délivrée au suppliant ce jour par les sieurs Méttéyé et Martin, maîtres en chirurgie en cette ville commis par son Altesse Sérénissime, Monseigneur le Duc de Penthièvre, Amiral de France, je n'empêche que le suppliant ne soit admis à embarquer en qualité de chirurgien dans tous bâtiments de commerce, parce que l'attestation de sa capacité sera enregistrée au greffe du siège.

A Saint-Malo, le 26 janvier 1786.

BOSSINOT DE VAUVERT.

Pour les sages-femmes, les examens varient encore davantage. Dans le même lieu, elles subissent une ou deux épreuves, sans que l'on sache à quoi tient cette différence de traitement. On en reçoit même d'illettrées; mais, comme les chirurgiens des faubourgs, elles doivent séjourner dans la localité qu'elles ont choisie, à moins de passer d'autres examens probatoires, si elles désirent changer de résidence.

Le manuscrit qui nous occupe est-il le premier en date dans la juridiction de Saint-Malo? Nous avons quelques bonnes raisons de le croire. L'édit du roi, en effet, date de 1692; entre cet acte et l'ouverture du registre, il s'est écoulé à peine vingt-trois ans. Ce laps de temps n'aurait pas suffi à remplir un livre dont il n'est fait, d'ailleurs, aucune mention dans celui que je possède.

Le manuscrit de 1715 n'a pas été commencé spécialement à propos d'un fait important, puisque la nomination de lieutenant du premier chirurgien du Roy n'est enregistrée qu'au folio 24, précédée exceptionnellement d'un quart de page blanche et soigneusement barrée.

Il est vraisemblable d'admettre un délai assez considérable entre la date de l'édit et celle après laquelle les communautés de province ont dû changer leurs habitudes pour s'y soumettre. Les formalités de transmission et d'enregistrement aux Parlements entraînaient alors un temps fort long et de minutieuses précautions.

Bien des examens ont dû être subis avant 1715, sans être mentionnés sur un registre spécial, le diplôme délivré par les maîtres tenant toujours lieu de pièce régulière.

Les examinateurs étaient certes plus conciliants que de nos jours, ou les élèves incomparablement plus forts. Deux requêtes seulement n'ont point été suivies d'examens, et un seul candidat fut, comme nous le verrons, refusé à deux épreuves. Les pères examinaient leurs fils, les maîtres leurs apprentis. Cela se passait un peu en famille et de mutuelles concessions permettaient de recevoir honorablement tous les élèves qui se présentaient.

Le premier acte inscrit au registre est la requête de Nicolas Dubois, suivie du procès-verbal de son examen et de sa réception comme chirurgien major navigant. Il peut servir de modèle aux autres pièces du même genre, qui n'en diffèrent d'ailleurs que par des noms et plus ou moins de concision.

A Messieurs Faguais et Duplessis Lagous, maîtres chirurgiens du Roy à Saint Malo et dépendances.

Supplie humblement Nicolas Dubois, chirurgien, disant qu'ayant fait apprentissage de chirurgie chez Monsieur Du Rochet Ramonel, maistre chirurgien juré du Roy en la ville de Dinan pendant deux ans et depuis ce dit temps a travaillé de sa profession dans la pluspart des bonnes villes de ce Royaume et navigua pour second chirurgien sur les vaisseaux et comme il a dessein de continuer la navigation, il requiert

considéré qu'il vous plaise, Messieurs, lui vouloir donner jour
et heure pour subir l'examen comme en tel cas requis en présence du médecin du Roy et pour, si vous l'en jugez capable,
lui donner des lettres de réception et ferez justice.

Signé Nicolas Dubois, et pour expédition est escrit :

Nous avons reçu la susdite requête dudit Dubois aux fins de
sa demande, l'avons renvoyé à lundy prochain 23ème dudit ce
présent mois et depuis au 27ème de Janvier à une heure de
l'après-midi pour subir l'examen à la manière accoutumée.

Arreste à Saint-Malo le 16 Décembre 1715.

Ainsi signé FAGUAIS et DUPLESSIS LAGOUS.

François Faguais et Bertrand Lagous, maistres chirurgiens
jurés du Roy à Saint-Malo et dépendances et du siège Royal
de l'amirauté de Bretagne établi audit Saint-Malo, à tous ceux
qui ces presentes verront scavoir faisons que vue la requeste à
nous presentée par Nicolas Dubois chirurgien natif de Dinan
en cette province tendante à ce que nous lui eussions donné
jour et heure pour être interrogé et examiné sur les parties
théoriques et pratiques de la chirurgie et cognoissance des
remedes servant à la curation des maladies conformement à
l'ordonnance de la marrine, mesme nous luy avons fait faire
plusieurs opérations de chirurgie et demonstrativement. Le
tout en presence de Noble homme Renne Baltazar Emerie
conseiller medecin ordinaire du Roy en cette ville, dans lequel
examen ledit Nicolas Dubois nous ayant suffisamment répondu
aux questions que nous lui avons proposée et fait methodiquement les opérations de chirurgie que nous lui avons désignée,
nous en consequence et de l'avis du dit Sr Emerie, conseiller
medecin ordinaire du Roy avons reçu et admis le Sr Nicolas
Dubois au nombre des maistres chirurgiens navigans de ce
Resort pour exercer sa profession sur les vaisseaux tant en
guerre qu'en marchandise en qualité de chirurgien major après
le serment de luy pris de se comporter fidellement dans sa
profession et de garder les ordonnances de la marrine et les
usages de la mer sans préjudicier à nos droits ni à ceux de

nostre maîtrise tant dans cette ville que dans les villages de notre Resort. En foy de quoi nous avons signé ces presentes et à ycelles fait apposer notre cachet à Saint Malo dans notre chambre commune et de juridiction. le 27ème Janvier 1716.

Ainsi signé : Rene Baltazar EMERIE, François FAGUAIS.

Le 13 juillet 1716, est enregistré le premier diplôme de chirurgien navigant, reçu déjà dans une autre ville maritime, mais désireux d'embarquer à Saint-Malo.

François Faguais et Bertrand Lagous, maistres chirurgiens jurés du roy à Saint Malo et dépendances, et du siège royal de l'amirauté de Bretagne establie audit Saint Malo :

Certifions avoir veu et examiné la lettre de réception de Claude Morisset, Sieur du Portail, consedée par les Sieurs Boizard et Labay medecin du Roy et chirurgien major de la marine au Port Louis pour les receptions des chirurgiens navigans de leur ressort en datte du 6ème Fevrier 1715, lesquels l'ayant examiné tant sur la chirurgie théorique que pratique et sur les medicamens Lesquelles lettres avons communiqué aussi au Sieur René Baltazar Emerie conseiller medecin ordinaire du Roy en cette ville et de son avis avons accordé audit Claude Morisset cette presente endose et lui permettons de s'embarquer en quallite de premier chirurgien maior sur tous les vaisseaux de ce departement tant en guerre qu'en marchandise en vertu de saditte reception. En foi de quoy avons signé ces presentes et à ycelles fait apposer notre cachet à Saint-Malo le 23 juillet 1716.

Ainsy signé les dites presentes :

R. B. EMERIE, medecin du Roy, Fr. FAGUAIS
et DUPLESSIS LAGOUS, MORISSET.

La pièce suivante nous indique les droits et les devoirs d'un chirurgien de Saint-Servan. Elle est sommaire ; la requête et les certificats indispensables ne sont qu'indiqués. Mais elle ressemble en abrégé à tous les actes de réception de maîtres désirant s'établir dans les faubourgs.

François Faguais et Bertrand Lagous, maistres chirurgiens jurés du roy à Saint Malo et dépendances,

a tous ceux qui les presentes verront. salut, sçavoir faisons qu'après avoir veu la requeste à nous presentée par Remy Daniel Du Val de Crugny en Champagne, Diocisze de Rheims le 17 Juillet dernier avec les attestations et brevet d'apprentissage et autres pièces justificatives date d'immatriculle de la ditte requeste sur le registre du 29ème de May dernier le tout tendante aux fins de lui estre donné jour pour estre par nous et devant nous interrogé et examiné sur toutes les parties de la chirurgie conformement aux ordonnances du Roy et pour, s'il en éttait jugé capable, d'estre reçeu au nombre des maistres chirurgiens du bourg et paroisse de Saint Servan, après ces actes d'examens suby par ledit Remy Daniel Duval, le premier sur les parties théoriques de la chirurgie, maladies externes et l'anatomie du corps humain du 12 juillet de cette presente année auquel il aurait été admis. Le second et dernier, sur les maladies chirurgicalles et la pratique des opérations de chirurgie avec les apariels, bandes, bandages, lacqs, fanons et astelles, le troisième de ce present mois. mesme, nous lui avions fait faire plusieurs opérations sur des suiets propres et impropres avec Bertrand Lagous. l'un des maistres chirurgiens jurés du Roy, Estienne Ribar, Nicolas Bellot, Jean Dupré et Jacques Blanchard, tous maistres chirurgiens de cette ville, ses examinateurs, le tout en presence de noble homme René Balthazar Emerie, conseiller medecin ordinaire du Roy en cette ville ; Dans lesquels examens. ledit Remy Daniel Duval nous ayant suffisamment repondu aux questions chirurgicalles qui lui ont été proposées et fait méthodiquement les opérations avec les appareils et autres à ce nécessaire qui lui ont esté désignée nous en conséquence, et de l'avis desdits

maistres chirurgiens, avons reçu et admis ledit Remy Daniel
Duval au nombre des maistres chirurgiens et barbiers de
laditte paroisse de Saint Servan et ces dépendances, pour
exercer sa profession publiquement, pendre basins et tenir
boutique ouverte et jouir des droits et privilèges desquels les
autres maistres chirurgiens de laditte paroisse jouissent et ont
droit de jouir, avec conditions expresses qu'ils n'entreprendront jamais aucune des grandes et périlleuses opérations de
chirurgie sans y appeler un maistre chirurgien de cette ville
de Saint Malo et qu'il observera les ordonnances du Roy faites
et à faire et les statuts de nostre communauté sans préjudice
aussy à nos autres droits ny à ceux de la maîtrise de cette
ville : Soubs lesquelles conditions nous avons reçeu son serment de se comporter fidellement dans sa profession et avons
reçeu de lui nos droits, conformément aux ordonnances de sa
maiesté et avons signé les presentes et à ycelles fait apposer
nostre cachet à Saint Malo, en nostre chambre et juridiction,
le 4ième Aoust 1717 ainsi signé dans l'original :

> René-Baltazar EMERIE, conseiller médecin
> ordinaire du Roy, François FAGUAIS et
> DUPLESSIS LAGOUS.

Il nous reste maintenant, pour compléter la série, à
examiner les épreuves subies par un maître à la résidence de Saint-Malo. Nous choisissons Jacob Lagous, le
premier en date : ce sont les premières épreuves que
Faguais préside à Saint-Malo avec son titre de lieutenant du premier chirurgien du Roi; Bertrand Lagous,
oncle de l'aspirant et doyen de la Communauté, est au
nombre des examinateurs.

Conformément à l'acte de délibération ou immatricule incé-
rée sur registre des délibérations en date du douziesme Juin
dernier, dans nostre chambre commune, a esté convocqué
l'assemblée des maistres chirurgiens par billets signés de

mondit Sieur François Faguest pourveu ce jourd'huy. en conformité de l'édit du Roy, du mois de Septembre dernier, par George Marechal, escuyer, conseiller et premier chirurgien de sa Majesté, de la charge de son lieutenant dans la communauté des maistres chirurgiens de la Ville de Saint Malo et dependances; lesdits billets dattés du quinzième du présent mois de Juillet pour estre teneus cejourd'huy dix-sept du present mois et pour y estre procédé à l'Examen de Tantative ou premier examen de Jacob Lagous aspirant à nostre maitrise et dans laquelle assemblée, se sont trouvés Noble homme René Baltazar Emerie. conseiller medecin du Roy audit Saint Malo, Bertrand Lagous, Nicolas Bellot, Jean Dupray. tous maistres chirurgiens en cette ville. Estienne Ribard et Jacques Blanchard aussy Mts. chirurgiens et absents, et moy soulsigné Fagues president dans ladite assemblée, dans laquelle il a esté procédé audit examen pendant deux heures sur les principes de chirurgie et autres généralittés. après quoy, le dit Fagues ayant prins les voyes desdits Sieurs cy dessus només, ils ont tous unanimement déclaré qu'ils estoient satisfaits des reponces et propositions chirurgicalles que ledit Jacob Lagous a donné sur les questions qui lui ont été proposées. En consequence de quoy. Mondit Sr. Fagues a ordonné qu'il serait admins et reçeu à son premier examen. et de l'advis de la Compagnie renvoyé pour subir son second examen sur l'ostéologie au vingt et un du mois d'Aout prochain, aretté dans nostre chambre commune et de Juridiction, au couvent de Saint François, cedit jour dix sept du present mois de Juillet mil sept cent vingt quatre, et ont signés. Le tout en presence de noble home, René Baltazar Emerie conseiller medecin du Roy à Saint Malo,

> R. B. Emerie, F. Faguais. chirurgien royal,
> Duplessis Lagous, J. Dupré, N. Belot,
> Jacob Lagous.

La copie des épreuves suivantes nous entraînerait trop loin. Je me borne à indiquer, dans chaque examen, la phrase principale, les formes étant toujours les mêmes.

2eme acte du 23 août 1724. — Conformement à l'edit du Roy en date du mois de Septembre 1723..... sur toute l'ostéologie.

3eme acte; 25 septembre 1724. — Sur les maladies des os, appareils et bandages..... et après ledit acte suby par ledit Jacob Lagous, Mondit Sieur Faguais, ayant prins les voyes des susdits mtres chirurgiens presents, les unes après les autres, comme aussy de mondit sieur medecin ordinaire du Roy, ils ont tous esté d'avis.....

4eme acte; 20 novembre 1724. — Sur l'anatomie du corps humain tant en général qu'en particulier, pendant l'espace de deux heures.....

5eme acte; 8 février 1725. — Sur le général de la saignée et autres matières qui dépendent dudit acte.....

6eme et dernier acte de théorie; 15 février 1725. — Sur les medicaments tant en général qu'en particulier.....

Enfin, je copie textuellement le 7me acte, le « chef-d'œuvre, » qui se termine par la réception définitive de Jacob Lagous, indiquant aussi les engagements pris par le nouveau Maître, le serment et les droits à payer.

Le cinquième jour du mois d'Avril mil sept cent vingt et cinq dans notre assemblée des maîtres chirurgiens de cette ville de Saint-Malo, convoquée par billest signés de Monsieur François Faguais, lieutenant du premier chirurgien du Roy en datte du troisieme du present mois pour estre tenue en notre chambre commune et de Juridiction ou il a été procédé au septieme et dernier examen de Jacob Lagous, notre aspirant à la maîtrise de chirurgie, suivant et au desir de l'expedition de sa requeste insérée sur le present registre en datte du 27 Febvrier dernier; concistant sur toutte la pratique des operations de chirurgie, auquel il a été procédé premièrement par mondit Sieur François Faguais, present Bertran Lagoux,

Sieur Duplessis, son oncle, puis par Nicolas Bellot, Sieur du
Combat et le Sieur Jean Dupré, tous ses examinateurs, le
Sieur Estielne Ribart absent, tous maîtres chirurgiens lesquels
lui ont fait faire la pluspart des principalles opérations de
chirurgie avec les apareils, bandes et bandages servant
auxdites opérations. Le tout en presence de noble homme
René Baltazar Emerie, conseiller medecin ordinaire du
Roy en cette ville. Et après ledit examen suby par ledit
Jacob Lagoux, lequel a duré pendant trois heures. Mondit Sieur Faguais, president en ladite assemblée, ayant
prins les voix de tous les susdits medecins et chirurgiens. Ils
ont tous été d'avis que ledit Jacob Lagoux fut ressu au nombre
des maîtres chirurgiens et barbiers de cette ditte ville, parce
qu'il a répondu suffisamment aux questions qui lui ont été
proposées et fait methodiquement les opérations qui lui ont été
dessignées, à condition expresse que ledit Jacob Lagoux
suportera les mesmes charges qu'eux tant pour le service de
l'Hopital Général tout ainsy qu'ils s'y sont engagés pour la
Confrairie de saint Cosme et saint Damien que pour les autres
services non exprimés au Present auxquels seront les provots
obligés de vaquer à l'advenir, et en cas de reffus de ce faire
par ledit Jacob Lagoux, il sera nommé par le Corps assemblé,
à ses frais domages et interests un autre attaché pour remplir
à cet effet sa place dans les dittes fonctions. Ce que ledit Jacob
Lagoux a ainsy accepté et consentye, et en consequence desdits advis, mondit Sieur Faguais a ordonné que ledit Jacob
Lagoux fut ressu et admis au nombre des maitres barbiers
chirurgiens de cette ville de Saint-Malo pour y exercer publiquement sa profession, tenir boutiques ouvertes, pendre bassins
et jouir des mesmes droits et privileges que les autres maistres
chirurgiens Jouissent et ont droit de Jouir, aux conditions
cydessus exprimées et acceptées par ledit Jacob Lagoux et pour
cet effet ledit Faguais luy fera délivrer les lettres de maitrisse
à ce nécessaire parce que aussy il payera les droists conformément aux Statuts tant à la bourse commune que à la Confrairie : le premier se montant à la somme de soixante livres et
l'autre à celle de trois livres dix sols et qu'il prestera ensuitte

le serment entre les mains dudit Sieur Faguais de se comporter fidellement dans sa profession comme aussy de garder et observer pareillement les statuts et ordonnances du Roy faittes ou à faire et celle de notre communauté. A tout quoy ledit Lagoux s'est soumis et en exécution de quoy il a levé la main en presence de tous les soussignés et a payé les droists cy dessus. De tout quoy il a été par mondit Sr Faguais aresté le present acte en notre chambre commune et de Juridiction, ledit jour et an que dessus.

> R. B. Emery, conseiller m. Roy,
> F. Faguais, lieutenant du premier
> chir. du Roy, N. Belot, Duplessis
> Lagoux, Jacob Lagoux, J. Dupré.

Il est curieux de constater le changement fait dans ces actes authentiques après cinquante ans. La lettre de maîtrise de P. Martin, insérée ci-après, est la dernière inscrite au registre. Elle est fort complète et résume en quelques lignes toute la procédure suivie pour les examens.

Lettre de Maîtrise de Monsieur Martin.

Jean Guillaume Chifoliau, lieutenant de Monsieur le premier chirurgien du Roy à Saint Malo, à tous ceux qui ces presentes lettres verront, salut, savoir faisons que sur la requête à nous présentée, le 22 Novembre 1775, par le Sieur Louis Pierre Martin, natif de la Ville de Pontorson en Normandie, âgé de trente ans suivant son extrait baptistaire à nous apparu, faisant profession de la religion catholique apostolique et romaine ainsi qu'il est attesté par les certificats de vie et mœurs joints à ladite requête, contenant que depuis douze ans il travaille ou s'est appliqué à l'étude de la chirurgie, ce qu'il justifie par son brevet d'apprentissage en date du 17 Avril 1763, chez Monsieur Charles Auger maître en chirurgie à Pontorson, qu'ensuite il a fait plusieurs voyages sur mer en qualité de

chirurgien major sur les vaisseaux marchands et qu'enfin il a
été à Paris pour y faire ses cours de chirurgie, ce qu'il constate
par les certificats des maîtres en chirurgie et demonstrateurs
royaux à Paris, et désirant parvenir à la Maîtrise en chirurgie,
il nous aurait requis son immatricule; sur ladite requête, nous
avons ordonné qu'elle serait communiquée au Prévôt et doyen
de notre communauté, lesquels en ayant eu communication,
ont consenti qu'il porte ses billets de convoquation chez tous
les maîtres; ayant porté ses billets, supplié l'assemblée générale, subi l'examen ordinaire et de tentative auquel il a été
admis, son immatriculation a été consentie, ordonnée et faite
au 4 Dbre 1775. Ayant depuis subi son premier examen, fait
les trois semaines d'ostéologie, d'anatomie, des saignées et
médicaments, il a de nouveau porté ses billets pour son dernier examen et prestation de serment, en conséquence de notre
ordonnance étant au bas de sa requête à nous présentée à cet
effet du 4 de ce mois et s'étant ce jour quinze mai, présenté en
notre chambre commune et de Juridiction, il a été examiné par
nous, les Sieurs Lagous, Le Mason, Charpentier, Metteyé,
Thoury prévôt Doyen de ladite communauté, en présence du
Sieur Pierre Le Chauf, médecin en cette Ville, mandé à cet
effet; l'examen fini et l'aspirant retiré, pris les voix de l'assemblée qui l'a jugé capable, avons ledit Sieur Martin reçu et
admis, recevons et admettons en la maîtrise en chirurgie pour
la Ville de Saint-Malo, et dépendance à l'effet d'y exercer ledit
art et science, prendre enseigne, jouir des mêmes droits, immu-
nités et prérogatives dont jouissent les autres maîtres chirurgiens de la même Ville, à condition toutefois que le dit Martin
supportera les mêmes charges que ses confrères, qu'il se
comportera honnêtement dans sa profession, qu'il se confor-
mera aux Statuts concernant la chirurgie, enregistrés au Parlement de Bretagne en 1740, confirmée par lettres patentes
du 31 Décembre 1750 et qu'il fera enregistrer la presente
lettre de réception au greffe de la Cour et Juridiction de cette
ville de Saint-Malo, conformément à l'article 9 des lettres
patentes; et avons dudit Pierre Martin, pris et reçu le serment
en tel cas requis et accoutumé en presence de toute l'assemblée

qui a signé sur notre registre. En témoin de ce, nous avons signé ces presentes, à ycelles fait opposer le scel et cachet de notre chambre de juridiction et contre-signer par notre greffier ordinaire. Ce fut fait et donné en notre chambre de Juridiction au couvent de Saint François de cette ville, lieu ordinaire de nos assemblées le quinze mai, mil sept cent soixante seize.

Il y avait encore deux autres moyens de conquérir la maîtrise en chirurgie à Saint-Malo et dans ses faubourgs.

Le premier, dont le Registre offre deux exemples, est l'agrégation par légère expérience. Le candidat présente des titres jugés suffisants par l'assemblée des Maîtres et subit un seul examen sur l'ensemble de la chirurgie.

Jean-Guillaume Chifoliau, aspirant à la maîtrise de Saint-Malo, présente le 14 septembre 1741 la requête suivante :

Supplie humblement Jean Guillaume Chifoliau, qui ayant fait son apprentissage dans l'art de Chirurgie à Saint-Malo d'où il est originaire; audit Hôtel-Dieu et sous son privilège; aspirant à la maîtrise de chirurgie audit lieu; ledit acte d'apprentissage signé Duplessis-Lagoux, attesté par Mtrs. Joly, Hunaud, Menard et Bellot, ladite requeste certifié par Monsieur de la Lande Magon, administrateur dudit Hotel-Dieu; depuis lequel temps d'apprentissage finy, il a continué d'exercer sa profession dans laditte qualité de chirurgien le temps limitté par les ordonnances, et désirant être immatriculé et aggrégé au corps des maîtres chirurgiens de cette ville, il requiert, ce considéré.

Vous plaise, mondit Sieur, voir à la presente y attachez les certificats de service : Son extrait de baptême luy délivré le 5 may 1734, signé Ange Achille de Gravé; de plus un extrait en velin des différentes délibérations du bureau dudit Hotel-Dieu. depuis 1733 jusqu'en 1737 signées et approuvées de Vincent François des Marais, Evesque de Saint-Malo.

comme aussi de Messieurs les Administrateurs; plus la lettre de réception en qualité de chir. navigant du 17 mars 1737, signée F. Faguais et Du Plessis-Lagoux; plus deux lettres de Monsieur Morand, maître chirurgien à Paris et secrétaire de l'académie royalle de chirurgie la 1ere du 10 Dec. 1736; l'autre du 12 du mesme mois signée Morand; plusieurs autres des capitaines de vaisseaux de la Compagnie des Indes, avec lesquels il a voyagé; Touttes lesquelles pièces et autres prouvent suffisamment que ledit Jean Guillaume Chyfoliau a exercé sa profession le temps prescrit par les Statuts, et consequemment, faire assembler le corps des maîtres chirurgiens pour y être procédé à l'immatriculation de laditte requeste, pour ensuite luy fixer jour et heure pour l'examen requis et vous obligérez J. G. Chyfoliau.

Les maîtres chirurgiens examinent et approuvent cette requête, le 26 juin 1742, et donnent jour à l'aspirant pour se présenter à l'examen le 13 août 1742.

... Il a été procédé à l'examen de Légère expérience, conformement à l'article 69 de nos statuts, titre 8 « des agrégations » du Sr. J. G. Chyfoliau. notre aspirant à la maîtrise de chirurgie dudit lieu en presence de... ses examinateurs, tous lesquels luy ont fait faire tous les uns après les autres plusieurs opérations de chirurgie avec leurs appareils, bandes et bandages requis auxdites opérations...

Suivent les formules ordinaires de réception.
Vingt-cinq ans après, Chifoliau, devenu lieutenant du premier chirurgien du Roy, préside à la réception, par la légère expérience, d'un chirurgien qui désire s'établir à Saint-Servan.

Du Jeudy 19eme du mois de Février 1767. à l'assemblée des maîtres en chirurgie de la ville de Saint Malo, convoquée par M. Chifoliau. lieutenant de M. le premier chirurgien du Roy, par billet du jour d'hyer, tenue au Couvent de Saint François, lieu ordinaire de leur assemblée, et où se sont trouvés les Soussignés.

A comparu en la ditte assemblée le Sieur Joseph Julien Lucas natif de cette ville et paroisse de Saint Malo, âgé d'environ 30 ans, qui a représenté à la Compagnie, que désirant parvenir à la maîtrise en chirurgie par la légère expérience. conformément à l'article 67, titre 7 de nos Statuts, pour exercer sa profession dans la paroisse de Saint Servant, faubourg de cette ville, et qu'en conséquence, il avait présenté sa requête à M. le lieutenant de cette Communauté avec les pièces qui justifient sa demande ; que sa requête avait été reçue, et le suppliant admis à subir son examen de légère expérience à ce jourd'huy. Le greffier de la Communauté a fait lecture de la requête du Sr. Lucas et après que la compagnie a eu pris connaissance des pièces y attachées, M. le Lieutenant a commencé l'examen qui a été continué par tous les maitres soussignés, sur les principes de la Chirurgie, sur les saignées, les apostèmes, les playes et les médicaments, conformement à l'article 67 de nos statuts. L'aspirant retiré, M. le Lieutenant a recueilly les voix de l'assemblée qui l'a jugé capable et prié M. Chifoliau de faire enregistrer sa requête et lui délivrer sa lettre de réception de maître en chirurgie pour la paroisse de Saint Servan seulement, avec les réservations et ainsy qu'il est d'usage en pareil cas. Fait et arrêté en Notre chambre commune et de juridiction le jour et an que cy dessus, et ont signés :

> Chifoliau, lieutenant ; Jh. M. Le Masson, prevot, Jacob Lagoux, Jean Auvray, Marchand Duvot ; Laroche Lucas ; Dumorier Charpentier ; Jh. Lucas.

La lettre d'apprentissage de Jh. Lucas est datée du 14 décembre 1752, signée de Laroche Lucas, son père. Sa lettre de chirurgien navigant date du 2 septembre 1755. Il a navigué treize ans et se présente comme maître à

l'âge de trente et un ans, le 29 février 1767. Il a donc
dû commencer son apprentissage à l'âge de quatorze ans.
Ceci ne doit pas nous surprendre, car nous verrons un
chirurgien embarqué à quinze ans. (Voir plus loin : *Médecine à la mer.*)

L'autre moyen d'acquérir la maîtrise était prévu dans
les Lettres Patentes du Roy pour l'Etablissement de
l'Hôpital Général de Saint-Malo.

Voulons que les compagnons de Metier qui auront servi
audit Hôpital six ans, pour instruire les enfants, acquièreront
le droit de maîtrise en leur corps, sur les certificats qui en
seront donnés par le Bureau.

Mais ce moyen n'a jamais été mis en pratique : à la
première tentative, 28 octobre 1682 (voir plus loin :
Médecine dans les Hôpitaux), la Communauté des chirurgiens a protesté et, pour éviter l'effet des Lettres
Patentes, s'est mise à la disposition des administrateurs
de l'Hôpital Général. C'est pour cela que, dans toutes
les Lettres de Maîtrise, nous retrouvons l'obligation du
service gratuit de l'Hôpital Général, suite du pacte
consenti en 1682 pour garder jalousement ce droit de
maîtrise, et l'autorité nécessaire à cette époque sur tous
les chirurgiens exerçant dans la région.

Les examens des matrones jurées ou sages-femmes
suivent les mêmes phases. La première inscrite au
registre ne subit qu'un examen, à la fois théorique et
pratique.

A Messieurs Duplessis Lagoux, maistre chirurgien Juré du
Roy à Saint Malo et dépendances, jointement avec Nicolas
Bellot, maistre chirurgien juré en cette Ville, faisant pour et

en l'absence de François Faguais, autre chirurgien juré du
Roy en cette dite Ville :

Suplie humblement Marie Campiot, native de Paris de la
paroisse de Saint Medar, âgée de trente cinq ans, de religion
catholique, apostolique et romaine, demeurant de present en
cette ville, disant qu'il y a longtemps qu'elle s'applique et travaille aux acouchemens et même en a fait apprentissage chez
la nommée Simonne Pérail, la dimanche, maitresse matrone
en cette ville à tous les accouchemens et s'aplique avec assiduité comme il se voit par son brevet d'apprentissage du
4ème Decembre dernier, signé Simone Pérail; autre attestation du Reverend père de Lanol, vicaire des Rds. Pères Capu-
cins ; autre attestation de Guillemette Persereaux qu'elle a
très heureusement acouchée quoique très difficile du 12 du
mois dernier. Et comme elle a desein de continuer à soulager
touttes les femmes qui auront besoin de son secours, elle
requiert, ce considéré, qu'il vous plaise, Messieurs, lui donner
jour et heure pour estre examiné par vous et devant vous, present Noble homme Renné Baltazar Emerie, conseiller medecin
ordinaire du roy en cette Ville, et si vous l'en jugez capable,
estre admise au nombre des jurée matrones de cette Ville.
Ainsi signé : Marie Campiot, et pour expédition est écrit :
Nous avons reçu ladite requeste de Marie Campiot à fin de
réception de Jurée matrone et luy avons ordonné de se presenter le jeudy, quatorzième du mois prochain à une heure de
l'après midy au logis du Sieur Emerie, medecin du Roy en
cette ville pour subir l'examen comme en tel cas requis, et
pour, sy on l'en juge capable, estre admise et reçué maitresse
matrone en cette ville. Arreté audit Saint Malo, le 14 Decembre 1716; ainsy signé sur la requeste : Nicolas BELLOT et
Duplessis LAGOUS.

Bertran Lagous, maistre chirurgien juré du Roy à Saint
Malo et dependances, jointement avec Nicolas Bellot, maistre
chirurgien juré en cette ville, faisant pour et en l'absence de
François Faguais autre chirurgien juré du Roy en cette ditte
Ville, à tous ceux qui les presentes verront, salut, scavoir fai-
sons que veu la requeste à nous presentée par Marie Campiot,

native de Paris, de religion catholique, apostolique et romaine,
en date du quatorzième de Decembre 1716, tendante à estre
reçue au nombre des maitresses matrones et sages femmes de
cette Ville, luy avons donné à ce jour, heure pour estre par
nous et devant nous interrogée et examinée, tant sur les parties externes et internes des femmes que sur les differens acouchemens naturels que contre nature et laborieux de touttes les
differentes situations dont les enfans se presentent souvent et
des moyens dont on se sert pour soulager ceux qui sont en
peine et des secours les plus utiles en pareilles rencontres. Le
tout en presence et chez noble homme Baltazar Emerie, conseiller et medecin ordinaire du Roy en cette ville : Dans lequel
examen, la ditte Marie Campiau ou Campiot nous ayant sufi-
samment repondu et satisfait aux questions que nous luy avons
proposée, et donné des marques de son scavoir et sufisance en
son art, et d'un commun avis, avons receu et recevons laditte
Marie Campiot au nombre des Jurées matrones et sages femmes
de cette ville pour y exercer sa profession ainsy que les autres
matrones font et ont coutume de faire, et après le serment
d'elle, pris comme en tel cas, requis de se comporter fidelle-
lement, en véritable crétienne dans l'exercice de sa profession,
conformement aux règles de notre mère la Sainte Eglise : En
foy de quoy nous avons signé les presentes, et à ycelles fait
apposer notre cachet, à Saint Malo, le 14ème Janvier 1717.

> Ainsy signé : René Baltazar EMERIE, conseiller
> medecin du Roy, Nicolas BELLOT et DUPLESSIS
> LAGOUS, Marie CAMPIAU.

Le lieutenant du premier chirurgien du Roy fit modifier,
dès sa nomination, cet état de choses jugé sans doute
trop rudimentaire. Dès 1726, Servanne Ogée, matrone
que nous retrouverons plus tard, doit passer deux
examens, l'un de théorie, l'autre de pratique : pour ce
dernier, les juges lui imposent un stage de trois mois
chez une sage-femme de la Ville déjà expérimentée.

Conformément à l'assignation donnée à Servanne Ogée pour se presenter aujourdhui onziesme 9ᵇʳᵉ 1726 en notre chambre, 2 heures de l'après midy pour proceder à son examen de théorie en presence de Noble R. B. Emerie conseiller medecin ordinaire du Roy à Saint-Malo, de Fr. Faguais. lieutenant du premier chirurgien du Roy et Moy soubsigné N. Belot, maître chirurgien et greffier, pour cy elle est trouvée capable, estre admise à son examen de pratique sur les différents accouchements, sur les accidens qui les precedent, les accompagnent et les suivent. Lesdites quelles questions de théorie ayant esté proposée à Servanne Ogée par Mondit Sʳ Faguais et par N. Belot, present ledit Sieur Emerie, de l'advid de la compagnie; ledit Sʳ Faguais ayant pris les voix, laditte Ogée a esté renvoyée pour subir son examen de pratique au dixième jour de Fevrier 1727 pendant lequel temps elle se retirera vers Simone Pain matrone jurée pour s'instruire suffisamment sur la pratique des accouchements et autres connaissances que les dites sages femmes doivent scavoir, et en cas de reffus, elle se retirera vers nous Après lequel temps, elle se presentera de nouveau pour estre reçue jurée matrone, cy elle en est trouvée capable, aresté audit Saint-Malo, en nostre chambre, le onziesme 9ᵇʳᵉ 1726.

> N. Belot, greffier; F. Faguais, lieutenant du
> premier chirurgien du Roy; Emerie, con-
> seiller Md. du Roy; Servanne Ogée.

Suivant l'acte cy dessus en date du onziesme 9ᵇʳᵉ 1726 dans lequel est inséré le renvoy de fait de Servanne Ogée aspirante à la maîtrise jurée matrone en cette ville de Saint-Malo et dependance, au dixième jour de fevrier dernier; auquel temps ladite Ogée s'est présentée et a demandé un délais jusqu'a ce jour, ce qui luy ayant esté accordé, elle c'est presentée cejourdhuit pour subir son examen sur la pratique des accouchements, tant naturels, laborieux que contre-nature, auquel examen ayant repondu à suffire aux questions qui lui ont été proposées, le tout en presence de noble homme René Baltazar

Emerie, conseiller medecin ordinaire du Roy en cette ville.
François Faguais, lieutenant du premier chirurgien du Roy et
Nicolas Belot, maître chirurgien et greffier de la Communauté,
ledit Faguais ayant pris les voyes, ils ont tous esté d'avis que
laditte Servanne Ogée fut reçue au nombre des jurée matrones
et sages femmes de cette ville pour y exercer sa profession en
cette callitez. Après le serment d'elle pris. en telle que requis
de se comporter fidellement dans l'exercice dudit art et conformement à la règle de l'Eglise. Aresté dans notre chambre,
le troisième du mois de mars 1727.

Ainsi signé : EMERIE, F. FAGUAIS, BELOT,
Servanne OGÉE.

Les sages-femmes qui se présentent pour exercer leur
art dans les faubourgs et paroisses voisines, ne sont
soumises qu'à un simple examen : mais il leur est bien
spécifié qu'elles ne peuvent quitter leur résidence, et leur
diplôme ne leur confère le droit que d'exercer uniquement
dans les lieux qu'elles ont choisis. Si, au bout de quelques années de pratique, leur humeur vagabonde ou le
juste souci de gagner davantage les poussent à s'établir
ailleurs, elles doivent obtenir cette permission par un
nouvel examen, qui prouvera leur expérience acquise et
des connaissances plus solides. C'est le cas de Josseline
Capel, reçue le 2 juillet 1729 jurée matrone pour la
paroisse de Saint-Servan, qui désire revenir dans la
Ville et subit le 20 février 1732 l'examen dont le procès-
verbal suit :

Cejourdhuit, vingtiesme feuvrier 1732, sur la requeste à nous
presentée par Josseline Capel en date du 18e du présent, et
originaire de la ville de Saint Malo, tendante à y estre reçue
en calité de matrosne jurée à Saint Malo, laquelle nous ayant
remonstré aujourdhuit que desirant resider audit Saint Malo
en calité de matrosne, pour cet efect, elle se trouve en etact de

subir l'examen en tel cas requis et conformement à l'ordonnance du Roy. Auquel examen, ayant repondu à suffire en presence de Noble homme, René Baltazar Émerie, conseiller medecin du Roy à Saint Malo et dépendances, nous, en consequence, avons reçus et admis la dite Josseline Capel au nombre
des jurées matrosnes de la ville de Saint Malo pour y exercer
ladite profession, après avoir pris d'elle le serment en pareil
cas requis de se comporter fidellement dans l'exercice dudit
art et conformement aux règles de la Sainte Eglise. Arrêté
ledit jour, 20ᵉ fevrier 1732 : ainsi signé :

> F. FAGUAIS, lieutenant du Iᵉʳ chirur-
> gien du Roy; R. B. EMERIE, con-
> seiller medecin royal ; N. BELOT ;
> Josseline CAPEL.

L'examen de Jacquemine Brieux, reçue, bien qu'il-
lettrée, matrone jurée à la résidence de Paramé, nous
paraît fort spécial et bien significatif. Les juges ont
estimé que mieux valait une femme liée par son serment
et par son diplôme que les vieilles sorcières préposées
d'ordinaire dans les campagnes aux accouchements et
que le progrès n'a pas encore réussi à extirper complètement : La loi de l'époque protégeait, mieux que de nos
jours, nouveaux-nés et femmes enceintes, et c'était pour
nos ancêtres une sécurité relative d'avoir sur l'accou-
cheuse une autorité suffisante.

Nous allons voir d'ailleurs que le diplôme est plein de
sages réticences et de minutieuses précautions.

François Faguais, chirurgien juré du Roy et lieutenant de
Monsieur le premier chirurgien de sa majesté à Saint-Malo, à
tous ceux qui les presentes verront, salut; scavoir faisons
que sur ce qui nous a été représenté par Jacquemine Brieux,
âgée de 31 ans, demeurant au bourg de Paramé, de religion
catholique, apostolique et romaine, qu'elle s'est appliquée à

l'art des accouchements et qu'elle est en l'etat de l'exercer
audit village de Paramé ; après avoir veu les certificats de vie
et mœurs en date du 4 decembre 1751, nous l'aurions interrogée et fait interroger par le plus ancien prevost de la Communauté, tant sur la théorie que pratique de l'art des accouchements, ensuite l'ayant trouvé suffisamment instruite. l'avons
ressue et admise maîtresse sage-femme pour resider au bourg
et village de Paramé et non ailleurs, pour y exercer ledit art,
pendre enseigne, à condition expresse de ne point changer de
domicile sans notre permission par écrit, et que dans les accouchements laborieux où il y a risque de la vie pour la mère ou
l'enfant, elle sera obligée d'appeler un maître de notre ville
pour lui donner conseil, à peine de nullité des presentes, et
avons ressu de laditte Brieux ce que requis. En foy de quoi,
avons signé et à ycelles apposé notre cachet. Fait à Saint Malo
le 8 decembre. Ainsy signé : F. FAGUAIS. lieutenant et greffier;
Jacob LAGOUS.

Ladite Brieux ne sachant signer a fait la marque suivante : . +. .

Tels sont les actes des chirurgiens de Saint-Malo au
XVIII⁰ siècle. Pour être complet, je citerai le premier
brevet d'apprentissage inscrit au registre, à la date du
12 octobre 1761 :

Nous soussignés. Jean Guillaume Chifoliau, maître en chirurgie de la ville de Saint Malo et dependances, certifions que
le nommé François Guiot, natif de la paroisse de Paramé,
évêché de cette ville de Saint Malo a demeuré chez nous en
qualité d'apprentif en chirurgie. l'espace de deux années consécutives qui ont commencées le premier dexembre mil sept
cent cinquante huit et fini à pareil jour mil sept cent soixante.
Le tout conformement à l'article 36. titre cinq de nos statuts,
que pendant ce temps, led. Guiot s'est appliqué à acquérir les
connaissances relatives en l'art et science de la chirurgie et
qu'il a été a lieu de réunir la pratique à la théorie, ayant vu et

travaillé journellement à panser les pauvres dans l'Hôtel-Dieu de cette ville et lui devons de plus l'aveu de s'être comporté sagement, d'être de bône vie et mœurs, et que s'il continue de s'appliquer à sa proffession, il ne peut manquer d'y faire des progrès et de s'y distinguer; en foy de quoi, nous avons signé le present brevet ou lettre d'apprentissage en chirurgie pour servir et valoir audit François Guiot ce que de raison. Fait et délivré à Saint Malo, ce jour douze octobre mil sept cent soixante un. — Signé : J. G. Chifoliau — M. Duval greffier.

Nous avons relevé les examens, souvent très minutieux, avec leurs différentes épreuves précédées de requêtes et de longues formalités; tous les candidats ont obtenu, sans renvoi ni retards, le diplôme rêvé. A peine voyons-nous, rarement, la convocation ajournée à la demande même de l'aspirant, supplique toujours accueillie bénévolement par les juges.

Dans ce temps fortuné pour les étudiants, une réponse hésitante, une question mal comprise ne suffisent pas pour l'échec. Le maître, qui a suivi son apprenti pendant plusieurs années, qui a présidé à ses débuts dans la marine, connaît son expérience chirurgicale, son intelligence et son degré d'instruction; dans ces conditions, l'examen n'est qu'une formalité nécessaire à l'enregistrement régulier d'un diplôme et la réception est presque assurée. L'union fidèle du maître et de l'élève, la cohabitation et la collaboration constantes permettent à l'examinateur de se porter garant envers ses collègues du savoir et du zèle d'un aspirant démonté souvent par une question ambiguë.

Nous avons cependant trouvé de rares exceptions. Le 10 décembre 1721, Jean-Henry Dandolle, originaire de Saint-Malo, ancien apprenti de Lagous, ayant suivi des cours de chirurgie à Paris, servi à l'Hôtel-Dieu de cette ville, présente, avec les certificats de ses maîtres, une supplique pour subir les examens de maîtrise. Droit est fait à sa requête, qui est enregistrée. Mais le candidat ne se rend pas à la convocation, et le registre ne fait plus mention de lui.

Le 27 février 1745, François-Thimothée Belot, de Saint-Malo, apprenti de son père maître chirurgien en cette ville, présente requête pour subir son premier examen ou tentative. Belot ne paraît pas plus que Dandolle.

Ces deux candidats n'ont pas subi d'échecs à proprement parler. Ils se sont dérobés simplement, peut-être pour tenter ailleurs une meilleure chance.

Le seul, l'unique refusé, et par deux fois, à ses examens, est le sieur Jean-Baptiste Toury, né à Saint-Malo et aspirant à la maîtrise en chirurgie en cette ville.

Ce fait isolé nécessite des explications.

Jean-Baptiste Toury ou Touri, né à Saint-Malo le 14 juillet 1738, fut, à seize ans, l'apprenti de Chifoliau. Il naviguà d'abord sur les vaisseaux marchands, puis étudia à Paris et revint s'établir à trente-quatre ans dans sa ville natale, aspirant à la maîtrise et déjà imbu de son expérience et de sa pratique. Son grand tort fut d'exercer sans diplôme l'art de la chirurgie et ses examinateurs, au lieu de la bienveillance habituelle, le refusent par deux fois aux épreuves d'anatomie. Il est si facile, quand on veut, d'embarrasser un candidat! Toury, dépité, abandonne les examens pendant près de deux ans, et s'attire un procès pour exercice illégal de la chirurgie.

De la plaidoirie de Me Besné de la Hauteville, avocat pour la communauté des maîtres en chirurgie de la ville de Saint-Malo, stipulée et représentée par noble homme Jean-Guillaume Chifoliau, lieutenant du premier chirurgien du Roy, demanderesse, j'extrais les passages suivants :

..... Le Sieur Toury, après avoir fait son apprentissage chez M. Chifoliau, s'en alla, dans la Capitale, pour y perfectionner des talens naissans. Quelques années s'écoulèrent, au bout desquelles il revint en cette Ville, où l'on crut d'abord que cet Elève avoit fait des progrès admirables, lorsque le 11 juillet 1772, il présenta sa requête à l'effet d'être admis aux examens. Elle fut repondue d'une manière qui ne lui laissoit rien à desi-rer, en consequence on passa successivement à ses examens. C'etoit sans doute pour se mettre dans le cas de repondre avec satisfaction que le Sieur Toury prolongea les interstices fixés par les Statuts d'un examen à l'autre... Quoi qu'il en soit, cette precaution sage n'a pas eu de succès, puisque le Sieur Toury fut renvoyé, à deux de ses examens, faute de repondre. Il de-manda un délai, que la Communauté le rendit le maître de fixer. Le sieur Toury fixa ce nouveau délai, l'exécuta-t-il ? Non, Messieurs..... Le refus à ces examens etoit-il l'effet de l'humeur ou de l'injustice ? Non encore ; et pour vous en don-ner la preuve convaincante, j'observe que la Communauté proposa au sieur Touri un acte par écrit de ses refus ; il ne l'accepta pas ; de là resulte une reconnaissance formelle de la justice de ces refus, de là resulte la légitimité du renvoi aux examens ; de là résulte enfin que le sieur Toury reconnoît et a reconnu explicitement son incapacité.

Etoit-ce donc intérêt de la part de la Communauté de vou-loir se procurer les droits de nouveaux examens? Non assuré-ment; chaque Examinateur en a fait remise, et le sieur Toury doit à tous la juste gratitude de lui avoir fait grace d'une mul-titude de difficultés à résoudre. Il falloit de nouveau se faire examiner : tenir parole et l'exécuter étoient deux objets bien dissemblables. Pour remplir le dernier, le sieur Toury avoit fixé au mois d'août 1773 son dernier délai, et c'étoit le 9 de ce mois qu'il devoit subir son sixième examen : se présenta-t-il ? Oui, Messieurs, mais ce n'étoit pas pour se faire examiner, c'étoit pour demander encore du tems. Toujours indulgente, la Communauté lui en accorda encore, et le dernier délai fut pro-rogé jusqu'au 31 janvier 1774. Il me seroit difficile de prévoir quels ont été les motifs du sieur Toury de ne se pas présenter,

si le renvoi à des examens, et l'éloignement pour les subir, ne
rendoient pas sensibles ceux que je veux bien passer sous silence, pour ménager la sensibilité de l'Elève Aspirant.

Dans cet état, Messieurs, la Communauté vous présenta
Requête afin de faire appeler le sieur Toury, pour s'ouïr condamner et faire defenses d'exercer la Chirurgie. La cause portée à l'Audience du 4 Fevrier dernier, le sieur Toury s'y présenta, il interessa votre pitié et celle de ses Auditeurs, par les
deux moyens qu'il établit. Le premier, c'étoit son indigence.
Le second, l'heureuse facilité d'en sortir par le prix qu'il atten-
doit de ses soins assidus auprès d'un malade riche. La nature
a fait les frais du rétablissement de sa santé. Je ne me per-
mettrai aucune réflexion subsidiaire au second moyen du sieur
Toury. Sur le premier, que je me donnerais bien garde de
relever, si le sieur Touri ne l'avoit rendu public, à cette Audience ; je vous prie de remarquer, Messieurs, que la Communauté n'a exigé du sieur Touri que des talens et les connoissances de son état. Ce n'est pas un vil interêt qui la guide ; elle
désire des confreres dignes d'y être agrégés par leur mérite,
et elle est vivement touchée de n'avoir pas pu s'associer le
sieur Touri, qui semble même indifférent à cet avantage. Non,
Messieurs, non (et je le dis avec l'assurance que donne la
vérité) l'indigence des moyens n'a pas été un obstacle pour le
sieur Touri, puisque plusieurs Membres de la Communauté
lui ont offert leur bourse ; ils ont fait plus : ils lui ont proposé
de faire oublier l'exiguité de ses talens, en lui offrant de
l'instruire chez eux, et de lui faire des Demonstrations sur la
partie la plus essentielle de la Chirurgie, je veux dire l'Anatomie.

Quoiqu'insensible à tout, le sieur Touri a néanmoins obtenu
de vous, Messieurs, une grace qu'il devoit d'autant moins
attendre, qu'il ne l'avoit pas méritée, ayant abusé de celles
que la Communauté lui a faites..... Vous lui avez accordé un
délai de trois mois, le 4 Fevrier, il est expiré, il est doublé ; et
le sieur Touri n'est pas Maître en Chirurgie !. Il attend sans
doute la capacité pour le devenir, ou s'efforce de l'acquérir.
Mais tandis qu'il peut travailler pour s'inculquer les connois-

sances de la théorie ; tandis qu'il est prouvé que ses connoissances dans cette première partie d'un Art, aussi utile que
délicat, sont très-insuffisantes, peut-on sans danger le souffrir
exercer la seconde, en pratiquant la Chirurgie?..... Il seroit
d'autant plus dangereux de ne pas défendre au sieur Touri
l'exercice de la Chirurgie, qu'il en pourroit résulter de tristes
inconvéniens pour ceux qui auroient la faiblesse de se livrer à
ses soins. En effet, Messieurs, les examens qui lui restent à
subir, seront sur les Opérations et les Médicamens. Peut-on
le juger capable de faire une ou plusieurs opérations (objets
qui regardent spécialement la pratique de l'Art) jusqu'à ce
qu'il en soit jugé capable par des examens sur la théorie et sur
les principes qui en sont la base? Peut-on lui permettre de
diriger aucun traitement, sans avoir justifié des connoissances
nécessaires, sur la méthode, sur la valeur des topiques et souvent des remedes intérieurs qu'un Chirurgien indique par la
confiance que les malades placent en lui, sans recourir au
Médecin.......

Je pourrais multiplier les citations de cette plaidoirie,
et la réplique aux arguments de l'adversaire, basée sur
le néant des certificats qui, plus ou moins complaisants,
ne peuvent valoir les diplômes et l'assentiment des
Maîtres en chirurgie. Je ne sais ce qu'il advint de ce
procès ; si l'aspirant Toury fut condamné, ou si tout finit
par s'arranger à l'amiable.

J'opinerais plutôt vers la seconde hypothèse; Jean-
Baptiste Toury, après avoir boudé comme il convient, se
présente en effet, le 20 juin 1775, à son cinquième examen et, le 16 septembre de la même année, est reçu
maître chirurgien. Rien, dans les procès-verbaux, ne
rappelle la querelle déjà vieille, et l'aspirant, passé
maître, admis par le Collège des Chirurgiens de Saint-
Malo, peut prodiguer « ses soins assidus auprès d'un
malade riche » quand il s'en présentera, sans que la

Communauté puisse y trouver matière à contestation ou à procès.

Pendant cette longue période, qui comprend près d'un siècle et demi (1670-1799), deux figures de chirurgiens dominent l'histoire de la Médecine à Saint-Malo, remarquables à la fois par leur longévité et par l'importance des fonctions remplies.

François Faguais, fils de Guillaume Faguais, sieur de la Fontaine, et de Marie Le Roy, sa femme, fut baptisé à Saint-Malo le 30 avril 1670, marié le 29 septembre 1699 à Servanne Rocé, et décéda le 18 janvier 1760, à l'âge de 90 ans, après une carrière bien remplie, comme nous allons le voir.

Son frère Guillaume Faguais, né le 17 janvier 1672, était aussi chirurgien, comme en témoigne la note suivante, tirée des archives de la marine à Saint-Servan :

23 7bre 1693. — Guillaume Faguais de Saint-Malo, âgé de 21 ans, chirurgien à bord de « l'Auguste Marie » allant à Rochefort : 140 tonneaux, 12 canons, 35 hommes.

Je ne connais rien de l'apprentissage et des premières années d'exercice de François Faguais. Il a dû, comme presque tous les chirurgiens de l'époque, naviguer à bord des corsaires et des vaisseaux marchands. En 1697, il est élu prévôt de la corporation des maîtres chirurgiens de Saint-Malo. En 1698, il est encore nommé prévôt « pour éviter aux chicanes. » En 1704, il est prévôt pour la troisième fois, et supplée l'année suivante, pendant six mois, Dupré empêché. En 1707, il a l'air de s'imposer et s'empare d'autorité de la première place. (Voir ci-dessus, *Confrérie de Saint-Côme et de Saint-Damien.*)

Dès lors, il ne fait que monter. En 1715, il est chirurgien juré du Roy, médecin de la marine et de l'Amirauté ; il fait passer des examens où il préside ; il est
chargé des rapports et commis aux opérations judiciaires. En 1724, il est nommé lieutenant du premier
chirurgien du Roy, charge créée en province par édit
du mois de septembre 1723. Sa signature existe sur le
registre des procès-verbaux de médecine légale, le
10 juin 1758. C'est le dernier rapport inscrit sur le
manuscrit que je possède. Son dernier acte d'examinateur et lieutenant est la réception d'Etienne Bouetard
comme maître chirurgien à Paramé, le 22 août 1759.
Comme il est mort le 18 janvier 1760, on peut dire que,
jusqu'à l'âge remarquable de 90 ans, il a mené la vie
active de chirurgien pratiquant, sans que son nom ces-
sât de figurer, depuis 1715, sur les actes et pièces officielles.

M. Chifoliau succéda immédiatement à Faguais comme
lieutenant du premier chirurgien du Roy (14 octobre 1760).

Jean Guillaume Chifoliau est né à Saint-Malo le
9 décembre 1716. Apprenti en 1733, il navigua comme
compagnon et en 1739 je trouve le certificat suivant :

Jay soussigné capitaine des vaisseau de la Compagnie des
Indes que le nommé Chifoliau qui a servi en qualité de second
chirurgien sur le vaisseau Lapollon, ses parfaitement bien
aquitté de son devoir et très capable de s'embarque chirurgien
major, en foy de quoy jai signe le present certificat a Lorient
le 25ème Juillet 1739.

H. Magon de la Metris.

Chifoliau continue ses études à Paris et présente, à
Saint-Malo, à la Confrairie des maîtres chirurgiens,
deux certificats, l'un de Hunauld, docteur en médecine
de Paris, en date du 28 mai 1742, l'autre du 3 mai 1742,

signé Le Drair, maître chirurgien juré à Paris, et par
agrégation des études antérieures, est reçu par la légère
expérience, maître chirurgien à Saint-Malo, le 13 août
1742. Nommé lieutenant du premier chirurgien du Roy
à la mort de Faguais (14 octobre 1760), il exerce ses
fonctions jusqu'à la suppression des maîtrises et jurandes,
et pratique la chirurgie à Saint-Malo ; dans les *Etrennes
Malouines*, en 1778 et 1789, il est indiqué comme lieutenant demeurant au Pilory. Il meurt le 10 janvier 1799.

Je transcris ci-après le brevet de lieutenant, tel qu'il
est libellé au manuscrit des chirurgiens de Saint-Malo :

LIEUTENANCE

14 Octobre 1760

Lieutenance du Premier Chirurgien du Roy dans la Communauté des Maîtres en Chirurgie de la ville de Saint-Malo :

Germain Pichault de la Martinière, chevalier de l'ordre de
Saint Michel, Conseiller, premier chirurgien du Roy, chef de
la Chirurgie du Royaume, président de l'Académie Royalle de
Chirurgie, garde des chartres, Statuts et privilèges dudit
art, etc., à tous ceux qui les presentes lettres verront, salut :
Scavoir faisons que sur les bons témoignages qui nous ont
été rendus de la probité, capacité et expérience en l'art de
chirurgie du Sieur Jean Guillaume Chifoliau, maître en chirurgie à Saint-Malo, et qu'attendu la vacance de notre lieutenance en la Communauté des chirurgiens de laditte Ville,
avenue par le décès du Sieur Faguais dernier titulaire dudit
office, auquel étant nécessaire de pourvoir ; pour ces causes et
autres considérations, nous avons établi, commis et institué,
établissons, commettons et instituons par ces dites presentes
ledit Sieur Jean Guillaume Chifoliau pour notre lieutenant
en laditte Communauté des maîtres en chirurgie de la ville de
Saint-Malo et ressort de la justice de ladite ville formant les
départements d'ycelle communauté. aux exceptions portées
par l'article quatre des Statuts généraux de l'année 1730 pour

jouir en ladite qualité des honneurs, autorité, juridiction, droits
utiles, privilèges et exemptions y attachés ; garder et faire
garder les statuts et reglements sans souffrir qu'il y soit
commis aucune contravention ; le tout ainsy qu'en a joui ou du
jouir ledit sieur Faguais. Cy mandons aux maîtres de ladite
communauté et autres à qui il appartiendra qu'ils aient à reconnaître ledit Sr. Chifoliau pour notre lieutenant au bureau
de chambre d'ycelle communauté et partout ailleurs où besoin
sera et à le laisser jouir et user des honneurs, autorités, juridictions, franchises, droits et privilèges attribués à ladite
quallité, pleinement et paisiblement, conformement aux edits,
arrets et reglements rendus en conséquence; après toutes fois
que ledit Sieur Chifoliau aura presté le serment en tel cas
requis, entre les mains du doyen d'ycelle communauté que
nous commettons à cet effet en notre lieu et place.

En foy de quoi nous avons signé ces presentes, de notre
main, à icelle fait apposer le sceau de nos armes et contresigné
par notre secrétaire, à Fontainebleau, le quatorzième jour
d'octobre 1760.

La MARTINIÈRE   Par mondit Sieur, LEBLANC DOLBLEN.

Nous sous-signés, maîtres en chirurgie à Saint-Malo. Certifions la presente copie de brevet de lieutenant, expédiée au
nom du sieur Chifoliau, conforme à son original et conforme à
notre délibération du 4 du mois de Novembre 1760.

Fait à Saint Malo le 26 Fev. 1761.

DESROCHES, Jacob LAGOUS, J. AUVRAY,
DUVAL, greffier, LAROCHE LUCAS,
CHIFOLIAU, lieutenant.

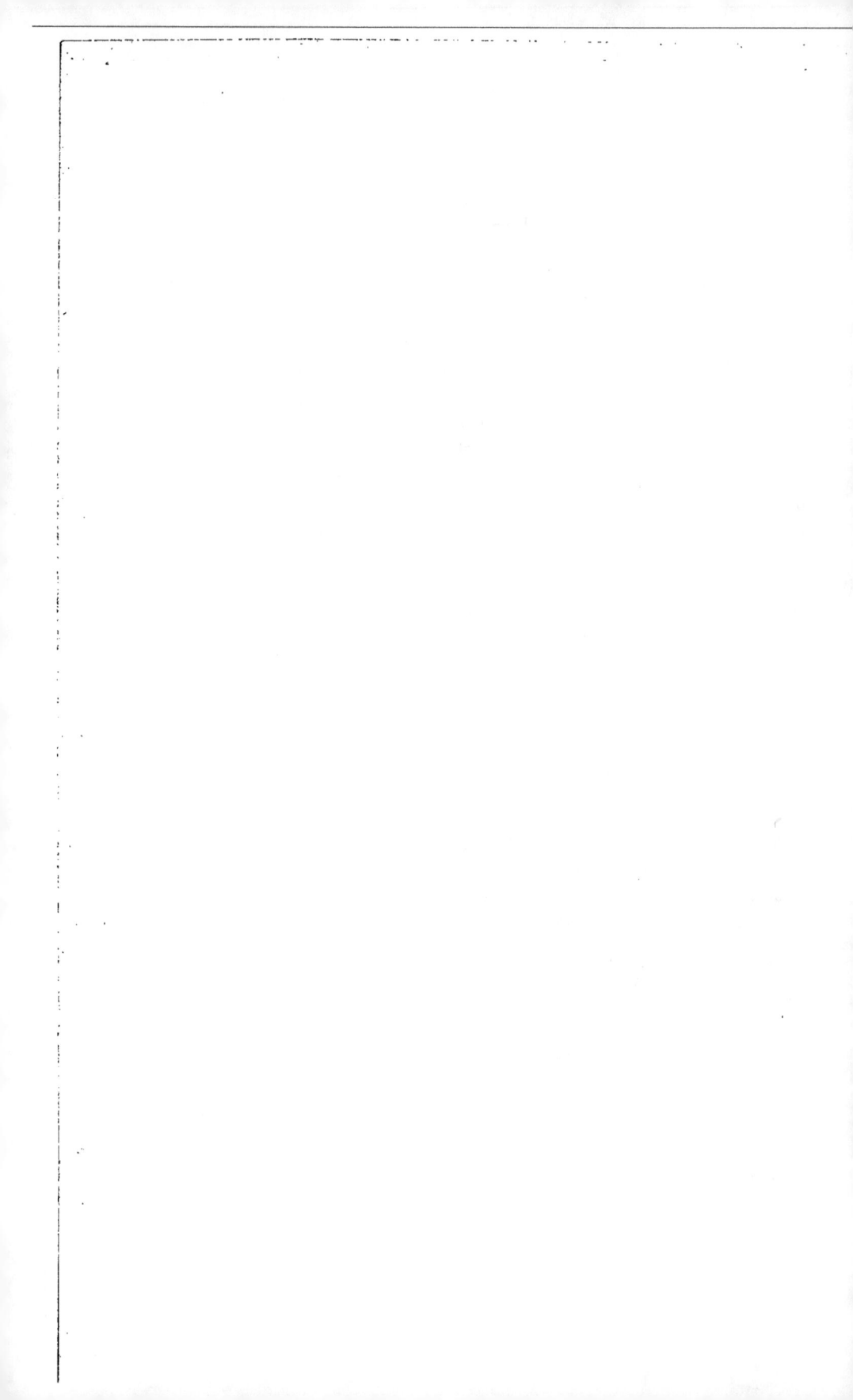

CHAPITRE III

La Médecine dans les Hôpitaux.

§ I

L'Hôtel-Dieu.

L'Hôtel-Dieu de Saint-Malo fut fondé en octobre 1252 par l'évêque, « dans la vue que les indigents, les « infirmes, les étrangers, les femmes en couches et « autres necessiteux, y trouvent dans leurs langueurs, « les secours nécessaires. » Il était situé place Château-briand sur l'emplacement qu'occupent aujourd'hui une partie de l'Hôtel de France et de l'Hôtel Continental.

Mgr Geoffroy dota son Hôpital et établit en qualité d'économe le Sieur Thomas Ribliguène, habitant de Saint-Malo. Au mois de novembre de la même année, le Cha-pitre de Saint-Malo, co-seigneur du sol, ratifia la fonda-tion, et pour administrer la maison, un chanoine fut nommé qui sera « tenu de faire serment entre les mains « de l'Evêque de fidelement économiser le bien des « pauvres, de conserver selon son pouvoir les droits de « l'Eglise paroissiale, en un mot, de rendre ponctuelle- « ment ses comptes de trois en trois mois, devant « l'Evêque ou son alloué, le prieur du lieu et deux bour- « geois à ce choisis. » (Manet, *Grandes Recherches.*)

En 1565, les Malouins présentèrent requête au Parle-

ment de Bretagne à l'effet de participer pour l'avenir à
l'administration de la Maison et, le 24 septembre de la
même année, un arrêt de la Cour fit droit à leurs prétentions en adjoignant au chanoine économe deux bourgeois
de Saint-Malo.

De cette antique fondation, dont les titres originaux
existent aux Archives de l'Hôtel-Dieu, rien de médical ne
nous est parvenu. L'Hôpital fut en 1607 trouvé insuffisant et transféré à la place qu'il occupe encore aujour-
d'hui.

Les Registres des Délibérations, pour l'Hôtel-Dieu,
sont très rares. Je n'ai pu en retrouver que trois. Le
premier de 1707 à 1720 ; le second de 1747 à 1763 ; le
troisième de 1764 à 1790.

La comptabilité, les contrats et les pièces à l'appui se
trouvent en quantité respectable. Tous ces documents
portent les traces d'un classement antérieur. Malheureusement, ils ont dû être consultés par des chercheurs qui
les ont rangés par paquets, sans ordre. Il existe bien
un inventaire, mais on ne sait plus dans quelle liasse
sont les pièces correspondantes, et tout est à refaire.

Aussi n'ai-je pas certainement pu tirer le meilleur
parti de ces richesses pour la plupart inédites, et bien
des choses intéressantes ont dû m'échapper. Quoi qu'il
en soit, voici les renseignements que j'ai pu trouver dans
les registres, concernant la médecine à l'Hôtel-Dieu :

11 février 1708. — Sur ce qui a été remontré que les Sieurs
Morin et Duplessix-Lagous, medecin et chirurgien dudit Hostel-Dieu ont eu depuis les trois ans derniers des peines et
des travaux extraordinaires, et qu'ils méritent recompense.
Le bureau a delliberé qu'il sera donné par les precedents
administrateurs à chacun desdits Sieurs Morin et Lagous la
somme de cent cinquante livres de gratification pour leurs

peines extraordinaires des trois dernières années de service, sans que cela puisse donner atteinte à l'augmentation de leurs gages ordinaires.

27 janvier 1711. — Sur la requête des Sieurs Morin et Duplessis-Lagous, à avoir une gratification du service extraordinaire qu'ils ont rendu aux pauvres de l'Hôtel-Dieu pendant le triennal dernier, l'un en qualité de medecin, l'autre de chirurgien ;

Le Bureau a ordonné que lesdits Sieurs Morin et du Plessis-Lagous seront gratifiés de chacun cent cinquante livres d'or pour le triennal finy le premier de ce mois, sans tirer à consequence.

17 mai 1716. — Sur ce qu'il a esté remontré au Bureau qu'il est nécessaire pour le service de l'Hospital et dite Maison-Dieu, de pourvoir et choisir un autre medecin au lieu et place du Sieur Morin.

Le Bureau, sur ce délibérant, a unanimement nommé et choisi, M. Jolly, medecin juré en cette Ville, pour icelluy remplir laditte fonction et jouir des gages, émolluments, privillèges et gratifications accordées à l'ordinaire à ladite charge de medecin dudit Hôtel-Dieu.

29 mars 1748. — Le Bureau a unanimement accordé au Sieur Chifoliau la survivance de la place de chirurgien de l'Hôtel-Dieu pour en jouir aux droits et émoluments qui y sont attribués ; après la mort du Sieur Faguest, parceque, et en atendant, Ledit Chifoliau Travaillera audit Hôtel-Dieu gratis et sans aucun apointements.

22 novembre 1758. — En considération des travaux extraordinaires dont Messieurs les Chapelains, medecins et chirurgiens de l'Hôtel-Dieu ont été surchargés depuis trois ans, occasionnés par le camp, les troupes, la bataille de Saint-Cas, le retour des paquebots du Cap Breton, et autres événements de la guerre, le Bureau sans cependant tirer à conséquence, a délibéré de leur donner les gratifications suivantes, independamment de celles qu'ils pourront recevoir du Roy Scavoir.....

Audit La Chapelle Lemesle, pour deux ans, cent vingt lv.

Audit Chifoliau, pour trois ans, trois cent lv.

10 juin 1762. — Le Bureau a autorisé MM. les administrateurs à donner à MM. les Chapelains et medecins cy après nommés les gratifications suivantes...

A M. la Chapelle Lemesle, quatre-vingt seize livres.

A M. Lechauf. cent quarante quatre livres.

8 juin 1771. — Le nombre des lits de la salle des femmes sera réduit pour les pauvres de la Ville à 15 lits pendant l'été, et à 20 pendant l'hiver ; dans la salle des hommes, à 18 lits l'été, et à 24 l'hiver. Ces lits ne pourront être occupés par les troupes, les matelots, les accadiens, les domestiques ni par autres personnes pour lesquels il sera payé. Aucun domestique ne pourra être reçu sans que son maître s'oblige à payer pour lui douze sols par jour.

La fondation d'un lit à perpétuité coûtait, à cette époque, 3,000 livres.

12 février 1779. — M. Lorin, sénéchal, a donné lecture d'une lettre que lui a écritte M. l'Intendant le 2 de ce mois, portant que le ministre de la guerre envoie en cette Ville le Sieur Bosche pour travailler à l'Hôtel-Dieu en qualité d'aide-major chirurgien, sous les ordres du chirurgien de l'Hôpital, à donner ses soins aux soldats et se transporter dans les forts lorsque les soldats malades ne pourront être transportés à l'Hôpital...

Sur quoi, le bureau a délibéré de donner acte au Sieur Bosche de ce qu'il s'est présenté, et ce pour lui servir ainsi qu'il appartiendra, et n'avoir à contester ni à consentir à ce que le Sieur Bosche remplisse l'objet de sa mission.

28 juin 1786. — On maintient la délibération du 8 juin 1771 relative au nombre de lits et aux 12 sols par jour à payer pour les domestiques.

4 septembre 1790. — Les propositions de MM. les Officiers du régiment des Foretz sont acceptées. On recevra à l'Hôtel-Dieu les soldats du régiment, tombés malades pour vingt-cinq sols par jour. MM. les trésoriers n'ont pas cru pouvoir réduire le traitement au-dessous de cette somme, attendu que, ne comptant pas sur ce surcroît de malades, ils n'ont pas pu faire, en temps utile, les provisions de comestibles qu'ils sont obligés de payer beaucoup plus cher qu'à l'ordinaire.

Comme on le voit par ces délibérations, le service médical de l'Hôtel-Dieu était organisé tout différemment de celui de l'Hôpital Général. A l'Hôtel-Dieu, médecins et chirurgiens étaient nommés par les administrateurs, touchaient un traitement fixe, sans préjudice de gratifications en argent qui paraissent votées tous les trois ans environ. Les fonctions étaient personnelles et duraient aussi longtemps que le détenteur titulaire. Nous voyons Chifoliau, désigné pour succéder à Faguais, faire le service pendant que le titulaire, vieilli et fatigué, garde la place et perçoit les appointements.

Nous verrons que le système établi à l'Hôpital Général était tout autre et bien moins coûteux pour son budget.

Le registre de 1764 à 1790 comporte en tout 22 folios. Outre les faits médicaux notés ci-dessus, les deux ou trois réunions annuelles, à dates irrégulières, sont provoquées surtout par l'urgence de réparations à faire ou de fonds à placer. Aussi est-ce dans une liasse de pièces détachées que j'ai trouvé les documents qui vont suivre et qui ont trait aux enfants trouvés et à la question toujours pendante de la recherche de la paternité.

L'Hôtel-Dieu de Saint-Malo recevait bien les enfants trouvés, et les vestiges du tour antique sont reconnaissables près du grand portail. Mais les administrateurs, avant de les admettre définitivement, faisaient une enquête sévère, recherchaient les auteurs responsables qui devaient payer 100 livres à l'Hôpital en abandonnant l'enfant. Malgré les amendes et les peines édictées contre les contrevenants, les directeurs de l'Hôtel-Dieu durent souvent recourir aux magistrats de la Ville et au Parlement de Bretagne pour éviter le trop grand nombre d'enfants trouvés qui restaient à la charge de la maison.

Extrait du papier et registre du greffe d'office de la Court et Juridiction de Saint Malo.

Du Salmedy quatriesme jour d'Aougst mil six cent trente en l'audience et par devant Messieurs l'Alloué et Lieutenant, present Monsieur le procureur fiscal.

Present Noble homme Allain de la Haye. Sieur du Pont-Sel. administrateur de l'Hôpital et Maison-Dieu de ceste ville, assisté de Maître Jan Grave, son advocat et procureur, lequel a vers et en présence de Monsieur le procureur fiscal de ceste court, denoncé à mondit Sieur le procureur, que hier soir, il fut laissé audit Hôpital, unq enfant aâgé d'environ cinq mois par Guillemette Geoffroy, femme de Lancelot Blanche, y presente estant saisi dudict enfant, requerst vers elle qu'elle soit condamnée à se saisir dudit enffant, sauff à elle à se pourvoir pour se faire descharger et pour la nourriture et allaictement dudict enffant vers ceux qui l'en ont chargée.

Ladite Geoffroy, ouye par serment d'elle pris et reçu. a dict qu'il y a environ cinq moys que Janne Moynet luy bailla ledict enffant qu'elle a en ceste endroit représenté et l'a prié de le nourrir lui disant que ledict enffant lui avait été faict par unq appelé Servan Le Gentilhomme, son cousin. et que ledict enffant pouvait avoir lors cinq semaines et lui dict que ledict enffant avait esté nommé Louise Le Gentilhomme.

A esté dressé acte de tout ce que devant, et ouy Mondit Sieur le procureur fiscal, a esté ordonné que ledit de la Haye, en la qualité, fera nourrir et allecter audit Hôpital ledit enffant jusqu'à avoir ouy lesdits Le Gentilhomme et Moniet, qu'il est enjoint audit de la Haye de faire signiffier et apeller.....

Suivent les formules habituelles de procédure. (*Archives Hospices, 2 B, 114.*)

Arrest de Nosseigneurs de la Cour de Parlement de Bretagne,

Portant reglement sur le fait des filles et femmes non mariées qui deviendront grosses dont les enfans seront exposéz aux Hôpitaux de cette Ville, avec deffenses aux provosts et administrateurs desdits Hôpitaux de recevoir ni admettre aucuns serviteurs ni domestiques malades chez les personnes de condition, sans payer quinze livres par mois.

Extrait des Registres de Parlement.

La Cour faisant droit sur les remonstrances et conclusions du Procureur général du Roy, pour éviter aux abus qui se commettent journellement pour l'exposition des enfants dont l'hôpital se trouve chargé. Enjoint à tous capitaine cinquantainiers et autres officiers des cinquantaines de cette ville et forsbourgs, de s'informer exactement, chacun en son district, des filles et femmes non mariées qui se trouveront grosses, et aux propriétaires et locataires des maisons où elles demeurent, de les en advertir pour en donner avis et le denoncer au Magistrat afin de les interroger et pourvoir à ce que les Hospitaux ne soient chargéz desdits enfans, à peine aux propriétaires, locataires et officiers des cinquantaines à demeurer responsables des inconvénients qui pourraient arriver et d'être chargéz de la norriture desdits enfants.

Fait defenses aux provosts et administrateurs des Hôpitaux d'y recevoir n'y admettre aucuns enfans qui ne soient natifs des neuf paroisses de cette ville et Fors-bourgs, à peine de payer leurs norritures en leur privé nom, n'y d'en admettre desdites neufs paroisses, sans ordonnaces dudit Juge magistrat.

Fait pareillement defenses ausdits provosts et administrateurs de recevoir ausdits hôpitaux, aucuns serviteurs et domestiques, malades dans la maison de personnes de condition, et qui ont le moyen de les norrir, sans estre au préalable, payez d'un mois de pension desdits malades, à raison de quinze livres, et fournissant de caution pour le payement de pareille

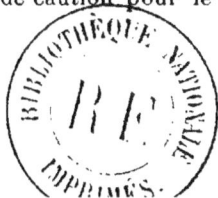

7

somme pour un second mois, en cas qu'il demeurast aussi longtemps audit Hôpital, à peine d'estre rechargéz desdites sommes, lors de la tenue de leur compt. Et, à ce que personne n'en ignore, sera le present arrest leu et publié à son de trompe et cry public, même aux prosnes des grands Messes paroissiales de cette Ville et Fors-bourgs et affixé dans la salle dudit Hôpital

Fait en Parlement à Rennes, grande chambre et Tournelle assemblées, le douzième jour de febvrier, mil six cent soixante neuf.

Signé : MALESCOT.

A Rennes, chez François Haran, imprimeur et libraire ordinaire du Roy.

(Hospices, 2 B, 114 bis, Imprimé.)

Extrait du registre du greffe de la Cour et Juridiction de Saint Malo, du mercredi, dixiesme jour du mois de décembre mil sept cent vingt sept, tenu devant MM. les Alloué et lieutenant, present M. le Procureur fiscal, Escuyer Joseph Trublet, sieur de Nermont, et Josselin Gardin. administrateurs de l'Hôtel-Dieu de Saint Malo, demendeurs en requeste et assignation du 21 et 22 Novembre 1727, signifiée par Sénéchal, controlée par Goroult, ledit jour, 22. Maistre Guérin, Procureur.

Contre Simonne Brastel matrone et le Sieur de la Salle de Gautre, son mary en authaurité. defendeurs. Maitre Morin Advocat.

Partyes ouyes et le procureur fiscal en ses conclusions, nous avons ordonné que celles de Morin, suivant leurs offres, seront ressaysies de l'enfant dont est question, auquel effet, elles declareront le lieu et le nom de la personne où il sera mis à norice, et faute à ladite Brastel d'avoir conformement aux arrests et reglements de police, adverti ledit officier de police de l'accouchement par elle fait dudit enfant, nous l'avons condamné à cent livres d'amende et de payer la gessinne jusqu'à ce jour, avecq deffenses de retomber à pareille faute, sous plus grande peine, et faisant droit sur les conclusions du Procureur fiscal, nous avons ordonné à tous chirurgiens et matrones de cette Ville d'avertir et faire leur déclaration des filles et femmes non mariées qu'elles accoucheront, au plus tard dans les vingt-quatre heures de l'accouchement, et lorsqu'elles se chargeront de quelques enfants, elles seront tenus de signer leur déclaration sur le registre des baptêmes, sous la peine et la même amende de cent livres et sous plus grande peine, si le cas y eschet. Ordonné que la presente sera lue, publiée et affichée partout où besoin sera.

Délivré à Maistre Guérin, procureur ; ce requérant.

(Hospices, 2 B, 114 bis.)

A Nosseigneurs du Parlement.

Supplie humblement Ecuier René Robiou, Sieur du Lupin et Ecuyer François Marion, Sieur du Fresne, administrateurs de l'Hôtel-Dieu de Saint-Malo : Disant.....

Que l'Hôtel-Dieu de la Ville de Saint-Malo se trouve chargé d'une infinité d'enfants Bastards, la plus part exposés et dont les matrônes ne font aucune déclaration, étant mesme les premieres à faire exposer les enfants, après avoir reçu des sommes considérables des pères et mère ce qui cause un préjudice notable à l'Hôtel-Dieu de Saint Malo, en sorte que pour remédier à cet abus, les suppliants demandent que la Cour ait la bonté de déclarer l'arrest rendu pour la Ville de Rennes le 18 Septembre 1728, commun avec l'Hôtel-Dieu de Saint Malo. Ce considéré.

Vous plaise, Nosseigneurs, voir cy-attaché l'arrest du 18 Septembre 1728, et faisant droit sur la presente qui sera communiquée à Monsieur le Procureur Général dont les suppliants demandent l'adhésion, déclarer ledit arrest commun au profit de l'Hôtel-Dieu de Saint Malo.

Ce faisant, ordonner que les matrones et autres personnes de la Ville de Saint Malo qui logent, auront des livres millé-

simés et chiffrés du juge de police, sur lesquels ils porteront
les noms et surnoms de ceux et celles qu'ils logeront et particulièrement des filles grosses; depuis quel temps elles sont
arrivées, le lieu de leur naissance, d'où elles viennent, et d'en
donner à l'avenir, dans les 24 heures, leur déclaration au
procureur fiscal dudit Saint Malo, de souffrir les visites de
l'économe ou autre personnes préposées par l'Hôtel-Dieu, dans
les lieux soupçonnés où il y a des filles grosses, de représenter,
s'il est requis, leurs livres de marques pour voir si, sur-y-
ceux, ils ont porter le temps qu'elles seront venues loger chez
eux; enjoindre pareillement aux maîtres chirurgiens de Saint
Malo de declarer à l'Econome dudit Hôtel-Dieu le nombre des
filles grosses qu'il auront chez eux et à proportion qu'il les
recevront, de quel temps elles sont grosses, et d'avoir des
livres de marques chiffrés et millésimés et de porter exactement sur y-ceux le nombre des filles grosses qu'ils auront chez
eux et de les représenter lorsqu'ils en seront requis, audit
Econôme, même au commissaire de police, et d'en faire la
déclaration dans les 24 heures, au procureur fiscal, à peine en
cas qu'ils s'en chargent, de repondre personnellement des
enfants qui en proviendront et de les représenter trois jours
après l'accouchement à l'économe afin qu'il leur appose son
cachet, et en cas de defaut, de rapporter son procès-verbal
qu'il remettra aux mains dudit procureur fiscal pour, sur ses
conclusions, Etre pourvu et les contrevenants condamnés à
deux cent livres d'aumône au profit dudit Hôtel-Dieu de Saint
Malo, qui ne pourra estre modéré sous quelque prétexte que ce
soit au payement de ladite somme; les Contrevenants seront
contraints même par corps; enjoindre aux femmes et aux filles
soupçonnées, de déclarer dans leurs interrogatoires le temps
qu'elles seront arrivées dans la Ville de Saint Malo; celui où
elles ont été engrossées, le nom de celui qui en est l'auteur,
sous peine de fouet; faire deffenses à ceux qui logent de donner
aucuns conseils auxdites filles de déguiser la vérité, à peine de
cinquante livres d'aumône et de plus grande peine, s'il y
echoit; ordonner pareillement que les recteurs et curés de
laditte Ville de Saint Malo marqueront sur leurs registres de

baptêmes les noms et demeures de ceux qui leur auront présenté les enfants bastards à nommer, et de le déclarer à l'Econome dudit Hôtel-Dieu, lorsqu'ils en seront requis ; que ceux qui seront reconnus les autheurs de la grossesse desdittes filles soit majeures, soit mineures, soient condamnés aux frais de la Gésine et de payer à l'Econome dudit Hôtel-Dieu la somme de cent livres pour chaque enfant, parce qu'il se charge desdits enfants pour estre mis au nombre des pauvres dudit Hostel-Dieu de Saint Malo, aultres que ceux de laditte Ville ; faire deffenses à toutes personnes de recéler lesdittes filles grosses pour cacher leur grossesse, à peine de payer personnellement les receptions des enfants à l'Hostel-Dieu et de deux cents livres d'aumône contre chaque contrevenant, et d'estre procédé contre eux extraordinairement ; et d'ordonner que l'arrêt qui interviendra sur le present, sera lu, publié et affiché partout où besoin sera, et ferez bien.

Vu la presente requête et pièces y attachées.

Je consens, pour le Roy, les fins et conclusions de la dite requête.

Fait au Parquet, le 17 août 1737.

Charles Huchet.

(Archives Hospices — 2 B. 114 bis.)

Pour laisser complet le dossier des réclamations de l'Hôtel-Dieu, et des arrêts obtenus par ses administrateurs, j'ai, à dessein, détourné de son ordre chronologique, le procès-verbal suivant. C'est l'exemple cité après la règle, et ces exemples pourraient être multipliés.

Nous, Joseph Pierre Lefranc, Sieur de Clunehaut, lieutenant civil, criminel et de Police de la Ville et Juridiction ordinaire et Communauté de Saint Malo, sur l'avis à nous donné de la part de Servanne Oger, femme matrone en cette ville, qu'on avait amené chez elle, ce jour, une particulière pour y faire ses couches, laquelle lui parait être dans les douleurs pour procéder à l'interrogatoire de ladite particulière pour savoir du fait de qui elle est enceinte, nous sommes, ce jour premier fevrier 1731, dix heures du soir, transporté avec Maitre Nicolas Maillou, greffier de cette Juridiction, en la demeure de ladite Oger, située en la petite rue Saint Aaron ; laquelle Oger nous a présenté ladite particulière, aux interrogatoires de laquelle, nous avons procédé après lui avoir fait lever la main et promettre de dire vérité et fait retirer ladite Oger.

Interrogée, de son nom, surnom, âge, quallité de demeure :

Repond s'appeller Angélique Louvenant, fille de feu Jean Louvenant, de son vivant navigant, et de Jeanne Duguen, elle domestique demeurante en dernier lieu chez la dame Locquet et depuis, chez Perrine Lanuet et ensuite à l'Hôpital de cette Ville et de là, chez Marie Meslé, où elle y fut placée de la part des Demoiselles de l'Hôtel-Dieu de cette Ville, âgée d'environ 21 ans.

Interrogée depuis quel temps elle est en cette dite maison?

Repond qu'elle y est depuis une heure et que les douleurs de l'enfantement l'ont obligé de se retirer de chez ladite Marie Meslé pour y venir faire ses couches dont elle sent les approches très-vivement.

Interrogée de qui elle est enceinte ?

Repond qu'elle est enceinte du fait du Sieur de la Durandais Joliff, pour avoir eu sa compagnie charnelle dans une des premières journées du mois de Juin dernier, sans avoir eu d'autres relations avec ledit Sieur de la Durandais, ni de commerce charnel que ce seul jour où elle eut sa compagnie charnelle par deux fois dans le même dit jour, sans avoir eu aucun commerce avec d'autres personnes, ni qu'elle eut commis aucun crime charnellement avec d'autres personnes.

Lecture faite à l'interrogée de ses precedents interrogatoires, a dit que ses reponses sont véritables, y persister, ne savoir écrire ni signer, de ce interpellée. Ainsi signé, Lefranc, M. le Lieutenant et M. Maillou, greffier.

En cet endroit, nous avons chargé ladite Servanne Oger du fruit ou enfant de ladite Angélique Louvenant et en repondre personnellement, et à cet effet, de nous en donner avis, tant de l'accouchement de ladite Louvenant dont les douleurs paraissent pressantes suivant ce que nous a dit ladite Oger, que de l'enfant qui en proviendra, ce qu'elle a promis de faire. et a signé ainsi : Signés Servanne OGER, LEFRANC. M. le lieutenant et M. MAILLOU. greffier.

Vacation à M. le Lieutenant, 6 livres.

Id. au greffier avec le papier, 12 livres, 5 sols dues.

Cet acte peut, à juste titre, sembler inopportun. Nous ne pourrions nous imaginer de nos jours un tel interrogatoire, interrompu par de grandes douleurs. L'autorité judiciaire respecte mieux la souffrance et s'incline devant l'arrêt du médecin traitant. Mais dans le cas present, Servanne Oger avait à respecter une loi impérieuse, et si M. le Lieutenant et son greffier enregistrent leurs vacations, la sage-femme n'oublie pas ses honoraires. La malheureuse mère est morte d' « *Hydropisie ;* » mais le père putatif paiera le tout.

En effet, quelques mois après, nous enregistrons la supplique de Servanne Oger pour se faire payer de ses peines et soins, et le jugement qui intervient.

9 May 1731

MM. les Juges de Police et Juridiction de Saint Malo, Supplie humblement Servanne Ogée, matrone jurée demeurant en cette Ville, disant que le 1er fevrier dernier, il lui fut amené chez elle de la part des directeurs de l'Hôtel-Dieu de cette ville, une particulière qui dit se nommer Angélique Louvenant et être enceinte et sur le point d'accoucher, du fait et des œuvres du Sieur de la Durandais Joliff. bourgeois demeurant en cette dite Ville : de quoy ladite Ogée donna incontinent avis à M.M. les Juges et sur cet avis, M. le Lieutenant descendit chez la suppliante où il procéda aux interrogatoires de ladite Louvenant, par lesquels elle a déclaré que l'enfant dont elle était enceinte et pour lors dans les douleurs de l'enfantement était du fait et de la compagnie charnelle qu'elle avait eu avec le Sieur de la Durandais, et après cet interrogatoire, M. le Lieutenant chargea la suppliante du fruit ou enfant de ladite Louvenant et d'en repondre personnellement.

La suppliante a obéi, accoucha ladite Louvenant qui mit au monde une fille et pendant huit jours en eu soin, donna et fournit lits, linges et tous les aliments nécessaires jusqu'à ce que ladite Louvenant devenue en danger de mourir, fut portée à l'Hôtel-Dieu où elle est décédée ; et comme la suppliante ne doit pas être privée de ses peines et ses soins, aliments et fournitures, outre les grandes incommodités que lui a causées la même Louvenant qui était, après ses couches attaquée de maladie et dydropisie, elle requiert, ce considéré :

Qu'il vous plaise, Messieurs. ayant égard à la présente, et vu les interrogatoires de ladite Louvenant, condamner les administrateurs de l'Hôtel Dieu, par provisions payer à la suppliante la somme de 60 livres tant pour l'accouchement et gesinne de ladite Louvenant que pour sa nourriture, fourniture de lit, linges et autres choses qui lui étaient absolument nécessaires, avec dépens, sauf à M. le Procureur fiscal à requérir ce qu'il verra bon estre et vous ferez justice.

(Archives Hospices, 2 B. 114 *bis*.)

Un jugement en date du 7 septembre 1731 condamne les administrateurs de l'Hôtel-Dieu à payer à Servanne Ogée 20 livr. pour gésine, traitement, logement, nourriture et soins de la nommée Louvenant et aux dépens liquidés à 16 livres 2 sols ; condamne ledit Durandais Joliff à libérer les administrateurs et garantir la condamnation, plus à 81 livres 10 sols à l'Hôtel-Dieu, pour soins et nourritures fournis à ladite Louvenant pendant sa grossesse.

Nous retrouverons dans la « *Médecine sous la Révolution* » le nom et les actes de quelques médecins à cette époque spéciale de l'histoire, et je me borne ci-après à la sèche nomenclature des médecins et chirurgiens qui eurent l'honneur et le dévouement de servir les pauvres malades de l'Hôtel-Dieu.

MÉDECINS EN CHEF.

Avant 1700, je trouve un seul nom : M. Galland.

En 1705, M. Morin, auquel succéda le 17 mai 1716 M. Jolly.

Je trouve en 1756, M. La Chapelle Lemesle, sans pouvoir dire s'il fut le successeur direct de M. Jolly.

M. Bougourd était en fonctions en 1789 et à partir de cette époque les dates deviennent certaines.

MM. Grezet fut nommé le		14 octobre 1793.
Gouard	—	26 pluviôse an IV.
Moras	—	24 brumaire an VI.
Hamel, *suppléant Moras*,		19 nivôse an X.
Moras, *retour des Armées*,		15 messidor an XII.
Egault	—	1er juillet 1817.
Martel	—	25 août 1851.
de Kérollier,	—	8 septembre 1858.
Boynet	—	20 février 1866.
Sorre	—	27 avril 1870.
Hervot	—	1er janvier 1903.

CHIRURGIENS EN CHEF.

Le premier nom que j'ai pu retrouver est celui de Duplessis-Lagous, 1705. Puis vient Faguais en 1712, auquel succéda Chifoliau le 29 mars 1748, puis Lechauff en 1762. Je trouve ensuite Lemesle en 1792 sans savoir si ce dernier succéda immédiatement à Lechauff.

Sans lacune ensuite, se présentent :

MM. Martin,   14 octobre 1793.
    Gouard,   15 messidor an XII.
    Egault,   22 décembre 1809.
    Laur - Loisel, 10 juillet 1817.
    Behier,   4 novembre 1820.
    Martel,   6 novembre 1849.
    Chapel,   25 août 1851.
    Botrel,   29 décembre 1857.
    Martel.   30 mai 1881.
    Ferrand,   3 février 1897.

§ II

L'Hôpital Général [1].

Les Malouins, devançant l'Edit royal du 12 mai 1662, qui ordonnait l'établissement d'hôpitaux généraux dans toutes les villes et gros bourgs du royaume, avaient, dès le 18 novembre 1646, installé à Saint-Malo une maison de charité. Resserrée par les remparts et l'Hôtel-Dieu, mal organisée, sans autres ressources que les secours charitables des habitants, cette fondation périclita rapidement. Aussi les Malouins décidèrent vite de transformer leur hospice et achetèrent en 1679, à beaux deniers comptants, une grande propriété baignée par la mer, au Grand Val, en Saint-Servan.

Cet hospice peut être, dès son origine, considéré comme un modèle du genre. En adoucissant et pliant à nos mœurs actuelles, moins rudes et moins sévères, quelques détails intérieurs, l'ensemble serait encore par-

---

1. L'Hôpital-Général a paru en 1911 dans le *Bulletin de la Société Historique et Archéologique de l'arrondissement de Saint-Malo.*

fait de nos jours ; et je souhaiterais à toute ville de
12,000 habitants, à budget restreint, comme c'est la
règle, de pouvoir organiser l'assistance publique comme
nos pères l'avaient établie à Saint-Malo, il y a plus de
200 ans.

Recueillir, en des services absolument séparés et cependant réunis sous une même clôture et sous une même
autorité, les vieux marins, leurs femmes et leurs parents,
tous les pauvres, infirmes ou mendiants : fournir du
travail à tous ceux qui en sont encore capables, selon
leurs moyens ou leur force : donner aux invalides le
vivre et le couvert, la vieillesse et la mort douce et tranquille : se charger des orphelins des deux sexes, des
abandonnés à cause de l'indignité de leurs parents, ou
négligés à cause de leur trop grand nombre au foyer
familial : les élever, les instruire, leur apprendre un
métier :

Recueillir les filles en quête d'une place, leur procurer
des vêtements convenables, leur fournir (don généreux
de M. Magon de la Gervaisais) une dot pour aider leur
mariage : donner asile dans des cabanons primitifs mais
solides aux folles et fous, nuisibles ou agités : renfermer
les filles dites repenties et condamnées par sentence de
justice, dans un bâtiment spécial, maison de correction
et souvent asile salutaire qui gardait et protégeait des
recluses volontaires : Tels étaient le rôle et la destination de cette maison dite Hôpital général Saint-Yves.

Les garçons étaient surtout destinés à la mer : mous-
ses, puis matelots, charpentiers, calfats, voiliers, pou-
layeurs ; on les protégeait contre certains capitaines et
armateurs trop enclins à négliger à leur profit l'observation des Lettres Patentes. On payait leur coffre, leurs
vêtements, on les recueillait entre deux engagements et
deux voyages. Les dégoûtés de la mer et des métiers

maritimes, rares à Saint-Malo et presque toujours faibles et infirmes, devenaient cordonniers, tisserands, domestiques. Les filles étaient couturières, dentellières, cuisinières, femmes de chambre. Les directeurs les suivaient et les protégeaient comme les garçons jusqu'à leur majorité ou leur mariage.

Pour obtenir de tels résultats, l'administration n'était point compliquée : un greffier, commis aux écritures, était le seul employé recevant un salaire. Les directeurs, les uns de droit : l'Evêque et le délégué du Chapitre, coseigneurs de Saint-Malo; le sénéchal, le procureur fiscal, etc., représentants de la justice et de l'autorité royale ; les autres, douze notables bourgeois de la ville, nommés pour trois ans par le bureau, assemblée des directeurs, remplissaient gratuitement tous les emplois. Elus, ils n'avaient pas le droit de se dérober à cette charge honorifique et toujours dispendieuse : trésoriers, surveillants, quêteurs, ils contrôlaient les requêtes en allant voir les suppliants à domicile ; chaque semaine ils visitaient l'hospice, faisaient des collectes en ville, chez les moribonds, et à bord des navires : Ils avaient aussi la charge de réprimer la mendicité ; accompagnés de leurs archers spéciaux, ils descendaient dans les bouges de la ville pour arrêter les vagabonds, les mendiants et les juifs et les enfermer dans une tour de la Grande-Porte en attendant leur expulsion.

Sous les ordres du bureau, révocables à volonté, pouvant d'ailleurs résigner leurs fonctions peu rétribuées. les Demoiselles Économes étaient chargées de l'administration intérieure : une première Économe et six à sept autres demoiselles se partageaient les différents emplois : infirmerie, four, cuisine, lingerie, buanderie, appartement des filles : elles appartenaient ordinairement aux meilleures familles de Saint-Malo et des environs.

payaient une dot de 1,000 l. dont on leur servait l'intérêt à 5 % : elles ne prononçaient aucun vœu et n'étaient admises en titre qu'après 2 à 3 ans d'épreuve : plusieurs ont quitté de leur plein gré l'hôpital, certaines se sont mariées, d'autres ont été révoquées pour indiscipline ou turbulence.

Les aumôniers, ordinairement au nombre de deux, étaient traités comme grands officiers, et ne relevaient que du Bureau et de l'évêque.

Sous la direction immédiate des Économes étaient placés les maîtres des enfants, le maître d'école, ordinairement un clerc, le cordier, le cordonnier, le tisserand, etc.

L'hôpital possédait aussi un moulin et une glacière : on vendait la glace recueillie pendant l'hiver, et l'on faisait le pain souvent mélangé d'une forte proportion de seigle, tant pour les besoins de la maison que pour les distributions en ville, aux indigents secourus, mais non hospitalisés.

Toute cette population, évaluée dans les temps prospères à 200 ou 250 personnes, devait, au moins théoriquement, être exempte de maladies, chaque entrant subissant un examen médical. En effet, l'hôpital général n'était établi que pour des gens bien portants ou simplement infirmes.

Voulons que dans ledit Hôpital général soient enfermés tous les pauvres mendiants natifs et originaires de la ville de Saint-Malo et qui y sont domiciliés et demeurans depuis cinq ans, lesquels ne peuvent vivre de leurs biens ni de leur travail, pour y être instruits et élevés dans la crainte de Dieu par des personnes y proposées, nourris et entretenus, et employés aux ouvrages. manufactures ou travail dont ils seront jugés capables, ainsi que les pauvres mariniers de quelque nation ou province qu'ils puissent être, se trouvant incapables de gagner leur vie par quelqu'accident à eux survenu dans les navires appartenants aux habitants de Saint-Malo, soit par combats, maladies, ou autrement, à la prudence des directeurs dudit Hôpital, lesquels pourront aussi recevoir les pauvres de Saint-Servan et de Paramé, comme faubourgs de ladite ville, lorsqu'ils le jugeront à propos. (Lettres-Patentes du 26 septembre 1680.)

Mais les déshérités enfermés à l'hôpital général étaient, les uns affaiblis par l'âge, les privations, exposés aux maladies chroniques ; les autres jeunes, mais de parents pauvres, maladifs : tous en état de misère physiologique, et par conséquent plus prédisposés aux affections de leur âge. Aussi voyons-nous une longue théorie de médecins et de chirurgiens se succéder à l'hôpital général, prodiguant charitablement leurs soins, le plus souvent sans exiger de rétribution.

Et cependant il n'était point facile à cette époque d'aller de Saint-Malo à l'hôpital général : le trajet se fait actuellement en 25 minutes à pied ; en 1679 il fallait avant tout compter avec la mer. Il y avait bien des ponts, des bateaux ; il existait même des voitures, si l'on peut donner ce nom aux chariots primitifs dont quelques modèles, légèrement améliorés, subsistent encore, paraissant défier le temps. Il faut lire la description suivante faite par les partisans de Vauban, au moment de ses grands projets de bassin entre les deux villes, pour se rendre compte des difficultés du passage.

On éviterait quand on fait à pied le trajet de mer basse, d'être obligé de barbotter dans une grève humide, dangereuse surtout pour les étrangers qui n'en connaissent pas les routes, et de passer sur ces petits ponts de 2 pieds de large qui y sont établis pour l'écoulement des eaux, au risque de se jeter mutuellement à la mer quand deux individus y viennent à la rencontre. On éviterait par-dessus tout le désagrément de ces charrettes ou haquets que conduisent souvent des enfants, des

femmes ou des vieillards ivres et grossiers à qui la police n'est
pas plus connue que la politesse; où l'on ne peut être plus
mal à son aise, par le cahotage de la voiture, les éclaboussures
qu'on est forcé d'essuyer dans les endroits vaseux et la saleté
de la charrette souvent remplie de boue, d'huile ou de gou-
dron; où l'on est enfin exposé à s'embourber lorsque la mer
monte et commence à entrer dans les ruisseaux, ou pour le
moins à se mouiller jusqu'à la ceinture quand les charretiers
veulent passer lorsqu'il y a trop d'eau.

A mer haute, on passait en bateaux du Ravelin de la
Grande-Porte aux moulins du Naye et quelquefois aux
Talards :

On éviterait les inconvénients des bateaux pour la communication de Saint-Malo à Saint-Servan, passage dispendieux
pour le menu peuple, souvent dangereux par l'impéritie ou
l'avidité des bateliers qui les force quelquefois à prendre dans
leur frêle esquif jusqu'à 20 à 25 personnes; toujours désagréable
à tout le monde par les retards qu'il occasionne, ou par la
nécessité qu'il impose dans les mauvais temps, de faire plus
d'une lieue de circuit dans les sables mouvants et presque
impraticables. (Manet, *Grandes Recherches.*)

Dans les tempêtes, il fallait suivre le chemin des voitures; trajet de 10 kilomètres environ par la Hoguette,
les coteaux des Masses, Saint-Joseph en Paramé, puis
la Hulotais, et autres hauteurs de la côte Sud.

Il y avait donc un certain mérite à servir dans ces
conditions gratuitement l'Hôpital général. Et cependant
un seul médecin s'est fait rembourser de ses frais. En
1695 « le Sr. Morin médecin, sera remboursé de 7 l. 4 s.
« qu'il a déboursés pour ses passages et repassages
« pendant trois mois qu'il a visité les pauvres de l'Hô-
« pital. » (Archives de l'Hôpital Général.)

Dès le 26 février 1679 les Directeurs organisent pro-

visoirement le service médical. « Le sieur des Landes est
« prié de travailler audit Hôpital général au soulaige-
« ment et assistance des pauvres, en attendant qu'il y
« soit pourvu du zèle du bureau. » Le 20 avril 1679, le
bureau accorde à ce même Des Landes, gratifié cette
fois du titre de médecin et chirurgien de cette ville,
60 l. par an pour ses gages. Il devra faire deux visites
par semaine, et plus s'il en est besoin. Une Econome,
Mademoiselle Turpin, est désignée pour le suppléer.
Elle reçoit le 26 octobre l'autorisation « d'ouvrir les ar-
moires où sont les drogues et médicaments. » Les clés
lui en seront données lorsqu'elle les requerra, mais elle-
même sera contrôlée par M. Julien, chapelain et économe de l'Hôpital. Cette demoiselle prend son rôle telle-
ment au sérieux qu'il faudra la modérer, user de rigueur
avec elle, et finalement la renvoyer pour abus de saignées et de sangsues.

Point n'était besoin du ministère de Demoiselle Turpin : à cette époque, Saint-Malo avait médecins et chirurgiens en abondance. Aussi les Directeurs cherchèrent
immédiatement des bénévoles pour le service des pauvres.
Ce principe de la gratuité des fonctions devait permettre
à l'Hôpital général de vivre jusqu'en 1789 avec les
presque seules ressources des charités malouines. (Les
droits d'octroi ne datent que de 1721.)

Le 21 janvier 1680, ils délèguent MM. le Syndic et de
la Motte Gaillard pour prier « MM. les médecins et chi-
« rurgiens du dit Saint-Malo de donner alternativement
« leurs soins et par charité pour visiter les pauvres ma-
« lades dudit Hôpital pour le soulaigement et le traite-
« ment desdits pauvres. »

Le 12 février arrive la réponse favorable des médecins et immédiatement le bureau leur partage la besogne.

Vues les offres par eux faites de vouloir alternativement servir gratuitement ledit Hôpital général. ainsi qu'il se pratique aux villes de ce royaume où il y a Hôpital général..... il a été délibéré que sera réglé le temps et la manière qu'ils tiendront service audit Hôpital ; ce que faisant, ont été commis et nommés, sçavoir :

Monsieur du Boury, médecin et Deschamps, chirurgien pour le mois de Février, Mars, Avril du présent an.

De la Massuère, médecin et de la Linaudière, chirurgien pour le mois de May, Juin et Juillet.

Du Buisson, médecin et Derigy, chirurgien pour les mois d'Aout, Septembre et Octobre.

Baillé Henry, médecin et du Val Jamot, chirurgien pour les mois de Novembre, Décembre et Janvier.

Lesquels ont été priéz et leur a été donné toutes charges et pouvoir de le faire.

Comme corollaire à cette délibération, et suivant le principe adopté d'économie charitable, « attendu les offres « faites par MM. les médecins et chirurgiens dudit Saint-« Malo de donner alternativement et gratuitement leurs « soins à l'Hôpital général, » il a été délibéré « que le « sieur Des Landes aussi médecin et chirurgien à Saint-« Malo qui a servi pendant quelque temps l'Hôpital à « gaiges, sera payé de ses gaiges. »

Aussitôt en fonctions, les nouveaux médecins prennent ombrage des cures de Mademoiselle Turpin, et usent de leurs pouvoirs pour arrêter une concurrence trop ouverte. Le 7 avril 1680, elle reçoit l'injonction de ne saigner les gens de l'Hospice que sur l'ordre des médecins et chirurgiens, à moins d'une pressante nécessité, et après en avoir prévenu les Economes. Le 26 mai, Mademoiselle du Fougeray est installée première Econome à sa place. Le 7 juillet, défense à Demoiselle Turpin de sortir « pour aller saigner par le Val » sans la permis-

sion de Mademoiselle du Fougeray : « on ne lui per-
« mettra qu'en cas de grande nécessité et elle ne devra
« pas en abuser. » Cette défense est renouvelée le
18 août. Cette fois, c'en est trop. Mademoiselle Turpin,
contrariée dans sa vocation, demande son congé qu'on
lui octroie.

Mais la délibération ne nous dit pas si la Demoiselle
Turpin est allée saigner ailleurs, ou a renoncé à l'exercice de la médecine. On fit en 1685 un essai aussi infruc-
tueux ; le 28 octobre, on installa la sœur Gaillard « dans
les fonctions de servir les malades étant dans l'infirmerie
de l'Hôpital général. » Le 17 février 1686 « délibéré que
« la sœur Gaillard ne prendra plus connaissance des
« malades ni de leurs soins, vu le désordre qu'elle y
« cause. » Charlotte Leduc est nommée à sa place « sous
« la surveillance des Économes et Directeurs. » Le 24 février, la sœur Gaillard mangera huit jours à la table
des vieilles femmes, au milieu d'elles et nourrie comme
elles. Enfin, le 18 août, elle est finalement renvoyée
parce qu'elle continue ses bruits et désordres malgré les
remontrances.

Si l'Hôpital ne payait pas ses médecins, on les secou-
rait au moins dans leurs infortunes. Le 24 octobre 1680,
« Monsieur Robin Henry, chirurgien est admis par cha-
« rité à l'Hôpital général, à la charge toutefois qu'il y
« rendra tous les services qu'il lui sera possible dans
« ses fonctions, sous les ordres des médecins, chirur-
« giens et Économes de l'Hôpital. Il sera nourri à la
« table des pauvres et sera entretenu de tout pendant le
• temps qu'il plaira à la Compagnie. » D'ailleurs, à cette
époque, tout n'était déjà pas rose dans la profession médicale, et plusieurs autres praticiens ou leurs proches ont
été aidés par les Directeurs :

Le 27 août 1684. le bureau délibère d'accorder 6 livres

de pain par semaine à la veuve du sieur de Launay, chirurgien, demeurant au Marché-au-lait.

Le 19 octobre 1710, Monsieur Duval, l'un des Directeurs, est commis pour s'informer de Lagarde-Donat, chirurgien, qui demande que Perrine Donat, sa fille, soit reçue à l'Hôpital général. *(Reçue le 26 octobre.)*

Le 23 octobre 1695, on avait déjà donné 200 livres à Françoise Castel, pauvre fille orpheline de feu Pierre Castel, médecin-chirurgien, pour faciliter son mariage avec François Giro.

Le 23 avril 1724, de Periès, chirurgien, est admis dans un des cabinets de fols.

Le 28 février 1717, service funèbre fait pour Monsieur des Closets, docteur-médecin, décédé dans son année de fonction, en raison des services qu'il a rendus à l'Hôpital général.

Enfin en 1739, le 1er mars, le Bureau permet à Monsieur de la Noé, chapelain de l'Hôpital, payé celui-là, logé et nourri, d'aller prendre les eaux à Bourbon « Déli- « béré que le Bureau fera la dépense pour le voyage que « Monsieur de la Noé, chapelain, fera à Bourbon pour « prendre les eaux afin d'y rétablir sa santé, » on lui paiera au besoin une autre saison et on lui donnera une personne de la maison pour l'accompagner. La libéralité venait trop tard, car le 30 août, on fait un service pour le repos de l'âme de Monsieur de la Noé.

Cependant les médecins et chirurgiens nommés en 1680 se remplaçaient régulièrement tous les trois mois. Nous relevons les noms suivants :

MÉDECINS	CHIRURGIENS
MM. De la Morinière.	MM. De la Planche.
Des Lisset.	Du Fremur.

MM. Emerie.   MM. Des Landes Baugrand.
   Du Bourg Lancey.   Du Val.
   De la Massuère.   De Lerner.
   Du Buisson.   Deschamps

Tout allait donc pour le mieux, lorsqu'un compagnon chirurgien exerçant sa profession à bord des navires et aspirant à la maîtrise, sans vouloir s'astreindre pour y arriver, à des études trop sérieuses, s'avisa de proposer ses services à l'Hôpital général.

Dans les lettres patentes obtenues de Louis XIV le 26 septembre 1680, dont nous avons déjà parlé et qui sont restées la loi suprême pendant toute l'existence autonome de l'Hôpital général, on lit :

« Voulons que les compagnons de métier qui auront « servi audit Hôpital six ans pour apprendre les enfans, « acquiéreront le droit de maîtrise en leurs corps, sur « les certificats qui en seront donnés par le Bureau. » En effet, nous voyons dans les registres des délibérations certains brevets accordés aux charpentiers, tonneliers, voiliers, etc.

Donc le nommé Etienne Ribac, compagnon chirurgien, se déclare prêt à remplir les conditions imposées par les lettres patentes. La corporation des chirurgiens s'insurge et, forte de ses droits de priorité, s'engage à assurer le service quoiqu'il arrive.

28 octobre 1682. — Les chirurgiens dudit Saint-Malo, ayant appris qu'en vertu des lettres d'établissement dudit Hôpital général, accordées par Sa Majesté, Messieurs les Directeurs d'y cellui, seraient sur le point de prendre Etienne Ribac, natif dudit Saint-Malo, compagnon chirurgien et naviguant sur les vaisseaux, pour servir dans ledit Hôpital pendant l'espace de temps porté dans les Lettres Patentes de sa Majesté pour acquérir le droit de maîtrise en chirurgie, ils se sont présentés

au bureau et ont offert à Messieurs les Directeurs de continuer
à servir ledit Hôpital gratuitement avec toute la charité et l'assiduité possible, et en cas de malladye contagieuse, d'obliger
le maître chirurgien qui se trouve de service de s'enfermer
dans ledit Hôpital, sous peine de cesser d'avoir droit de maîtrise, et à son défaut d'y faire entrer le médecin et chirurgien
qui prendrait le service immédiatement après lui, à condition
qu'il plairait à Messieurs les Directeurs d'écarter Etienne
Ribac, ou autre compagnon chirurgien dudit Hôpital pour
aspirer ou pour obtenir à son service, le droit de maîtrise en
chirurgie, ont signé Le Roy, Jamet, Martin, La Ville Nogue,
Baugrand, Bomeur, Des Forêts, Mévin.

Cet engagement fut accepté pour la confrérie tout
entière et pour leurs successeurs. Etienne Ribac retourna
à Terre-Neuve, mais les chirurgiens, par suite de ce
compromis, furent un peu sous la dépendance du bureau
qui se réservait de leur rappeler de temps en temps
l'acte de 1682. On commence tout de suite par leur
imposer un surcroît de besogne ; les directeurs de l'Hôpital général avaient en effet la haute main sur les mendiants, vagabonds, infirmes ou malades, hospitalisés ou
non. Ils s'adressent à leurs chirurgiens et médecins
ordinaires, provoquent des consultations, font examiner
et soigner leurs clients en ville.

En 1683, le 10 janvier, Monsieur de la Ville-Jacquin
est prié de faire visiter le malheureux Blouet par les
médecins et chirurgiens de l'Hôpital général, pour connaître son mal, savoir s'il est contagieux, pour agir selon
qu'il appartiendra : Blouet est atteint des écrouelles et
sera mis pour un mois à l'Hôtel-Dieu.

Une seule fois, et pour un cas spécial, on offre de les
payer :

Le 7 mai 1690. — Mondit Sr de la Harpe a été commis pour voir et convenir de prix avec quelques uns des maîtres chirurgiens de cette ville pour guérir Pierre Goudé vagabond aux portes de la grande Esglize, d'une maladie vérolique qu'il a jusques à parfaite guérison, et le mettre dans les remèdes et le traiter comme les gens qui ont la verolle, attendu qu'il fait compassion, et le tirer du publique ou il est journellement mendiant, et lui faire toutes les choses requises et nécessaires, auquel dit Sr de la Harpe a été donné toute charge et pouvoir de le faire.

Les médecins et chirurgiens étaient assujettis aussi à la visite fréquente des hospitalisés. Ils devaient rendre compte au Bureau des malades et des affections chroniques dont pouvaient être atteints les pauvres. Tous les admis étaient examinés ; on alla même en 1751 jusqu'à mettre une marque distinctive à ceux qui avaient victorieusement subi les épreuves d'entrée « 10 octobre. Le « bureau a délibéré, pour éviter les inconvénients, que « M. le Chirurgien de l'Hôpital, lors de la visite qu'il « fera des pauvres qui seront reçus à l'Hôpital Général, « leur mettra au poignet une marque distincte sur cachet, « afin d'éviter toute surprise. » Les malades, en effet, ne pouvaient être admis à l'Hôpital Général. Au début même on renvoyait les fous. Le 16 mai 1683, Gillette du Bois, enfermée à l'Hôpital, est devenue folle. Elle sera conduite au Talard et Maison de santé pour y demeurer enfermée dans l'une des chambres et l'Hôpital Général paiera 4 livres par mois pour sa subsistance. On ne reçut les fous et folles à l'Hôpital qu'en 1706. Le 13 octobre, on délibère de faire 14 cabinets pour leur usage. Cette installation, complètement désaffectée d'ailleurs, existe encore.

Les maladies dont s'occupe surtout le bureau pour les écarter de l'Hôpital, sont d'abord les écrouelles, la teigne et le scorbut. Dans ce cas, on renvoie les patients chez leurs parents, à titre provisoire, avec un secours en pain ou en argent. — 1685. 40 sols par mois à Françoise Pareur, pendant que sa fille sera chez elle pour la soigner et la guérir de la teigne.

1692. — On recevra les repenties dans le bâtiment construit exprès pour elles, au bon plaisir de l'Evêque, ou, en son absence, de son grand vicaire, à condition que médecins et chirurgiens donnent leur attestation par écrit qu'elles ne sont enceintes ni atteintes de mal contagieux; si dans la suite on remarque qu'elles sont dans ces sortes d'état, elles seront renvoyées provisoirement à l'Hôtel-Dieu, où les Dames de la Charité se chargent de les soigner comme elles le sembleront bon.

1724, 14 mars. — Il a été délibéré que les deux personnes grosses et celles qui sont attaquées de l'escorbut, et qui sont aux repenties, seront mises dehors, parce que, lors de leur sortie, les deux grosses seront dénoncées à M. le Procureur Fiscal pour la conservation de leur fruit, et que Monsieur de l'Isle-Sellé parlera à Mademoiselle des Fontaines de faire recevoir les escorbutiques, si ce peut, à l'Hôtel-Dieu...

On envoie même les enfants orphelins à la campagne dès 1690. — On donne 45 sols par mois à Thomas Richeux de Rostesneuff pour prendre soin d'une petite fille atteinte des écrouelles.

En 1693. — Sur l'avis de Demoiselle Maingard, 1ʳᵉ Econome que trois filles ont les écrouelles, on décide de les mettre en pension et on leur donnera du pain.

En 1699, 10 mai. — 6 livres de pain à Michel Blanchet malade de polmunie, jusqu'à son rétablissement.

En 1706, 5 janvier. — La Maison de Charité, berceau de l'Hôpital-Général, dans l'enceinte des remparts et attenant à l'Hôtel-Dieu, est vendue à ce dernier établissement, mais une des conditions de la cession impose à l'Hôtel-Dieu l'obligation de recevoir les malades qui auront les écrouelles.

1721. — Je certifie que Guillemette Blanchon et Jeanne Dubois est indisposée l'une d'une fièvre tierce et l'autre d'un rume se formant en ptisie, pour les faire recevoir à l'Hôtel-Dieu de Saint-Malo. De plus Jean Filipe, Pierre Querré et Pierre Berton tous trois indisposée seront recue à l'Hôtel-Dieu de Saint-Malo.

Certifie que le nomé Louis Delépine est tachée d'une indisposition dont les maladie de cette nature ne sont point reçue dans les hôpitaux. Remontrance fait à Messieurs les Directeurs de l'Hôpital Général.

Signé Lagous mᵃ chirurgien à Saint-Malo.

En 1750, le 8 décembre, une épidémie se déclara à l'Hôpital général.

Sur ce qu'il y a, parmi les enfants, femmes. et hommes de l'Hôpital général des maladies contagieuses, le Bureau a délibéré que Messieurs les médecins et chirurgiens de la maison, en feront la visite et rapporteront l'état des maladies et le nombre des malades, pour, le tout apporté au bureau, y être pris les délibérations qui seront vues convenir. »

Obéissant à cette délibération. Monsieur Sebire, médecin, et Auvray, chirurgien, isolent les teigneux, humeurs froides, mal caduc, pour empêcher la contagion (une cloison de bois est construite). Le mal augmentant malgré les précautions, on se décide à renvoyer les malades :

9 mai 1751. — Les enfants atteints de la teigne et autres maladies seront soignés par les chirurgiens de la ville, conformément à l'accord passé avec le Bureau en 1682. tant pour eux que ceux à venir.

On leur fournira les remèdes chez l'apothicaire qui sert

ordinairement la maison. Enfin, le 8 août 1751, il ne reste plus que 15 enfants isolés et en observation :

J'ai soussigné, Maître chirurgien juré, certifie que j'ai veu trois petites filles dans l'infirmerie de l'Hôpital général lesquelles m'ont paru estre attacquée de maladies scrophuleuses ou humeur froides.

Sçavoir : Julienne Guilmette Hodé,   agée de 12 ans.

Françoise Marie Anne Dopled,   agée de 12 ans.

et Renée Briend,   agée de 12 ans.

Et que ces maladies sont contagieuses.

Audit Hôpital général ce 15 Mars 1755.

Laroche, Sebire.

Je ne veux pas multiplier les citations déjà fort nombreuses. On voit assez que servir l'Hôpital général n'était pas une sinécure. De plus les directeurs ne passaient point le moindre écart.

En 1683, 5 décembre, ils croient remarquer une négligence dans le service médical. On priera les médecins et chirurgiens de se présenter au bureau, afin de les engager à mieux faire. En 1696, autre querelle :

21 octobre. — Monsieur du Clos Joliff a été commis pour s'informer, pourquoi l'appelé Ribart, médecin-chirurgien, a soubtirer de l'Hôtel-Dieu, un garçon dudit Hôpital général qu'on y avait mis pour apprendre l'art de chirurgie, et de le y remettre, avec déffenses au dit Ribart de retomber en pareille faute, à peine de punition et d'amende, suivant les lettres patentes de sa Majesté.

Le 4 novembre. — Le greffier de l'Hôpital. Monsieur Lesegretain, est prié de voir Monsieur le Sénéchal pour savoir quelles diligences on doit faire contre l'appelé Ribart, chirurgien, qui a attiré à lui un garçon dudit Hôpital qu'on avait mis à l'Hôtel-Dieu pour y apprendre l'art de chirurgie.

Le zèle des médecins et chirurgiens s'était fatigué de toutes ces exigences. On voit, en 1707 et 1708, Monsieur de Langrolay, directeur, prié de parler aux sieurs Joly et Gallan, médecins, pour les exciter à voir les pauvres malades de l'Hôpital général.

En 1710, Monsieur Baillache est à son tour sollicité, puis Monsieur Enrevil. De guerre lasse, l'assemblée des directeurs en revient à son système primitif. Elle agit en excitant la jalousie toujours éveillée de la Corporation. Le 3 mai 1722, Monsieur Blanchard, maître chirurgien, offre de servir pendant sa vie, de sa profession, les pauvres de la maison. Le Bureau, avant de rien décider, consulte les hommes de l'art de Saint-Malo. Ils refusent unanimement d'accepter cette proposition et l'on convient qu'il sera usé, à l'égard des médecins et chirurgiens de cette ville pour leurs visites comme au passé. Et nous trouvons les noms de Messieurs Menard, Yves Nicolas Belot, de la Boissière, Emery, Menier, Ribart lui-même, réconcilié avec l'Hôpital général, Lemoine, Sébire, de la Roche, Auvray, Chiffoliau qui se succèdent et se remplacent au service des pauvres.

La guerre se rallume en 1761 ; le 8 octobre, Monsieur de la Chalotais prie le bureau d'admettre par grâce la nommée Rapinel, de Cancale. Le bureau, dérogeant à ses droits sur le vœu de Monsieur l'Intendant, s'incline et reçoit sa protégée ; mais elle doit, comme tout autre, subir la visite médicale qui la déclarera exempte d'infirmités graves. Les chirurgiens refusent net de visiter la nommée Rapinel. Immédiatement requête au procureur général sur les inconvénients de ce refus. Les directeurs exposent que lesdits chirurgiens refusent même de soigner les pauvres, malgré leur engagement de 1682 sans lequel il eut été facile de trouver des chirurgiens dans de bonnes conditions, étant données les prérogatives qui

leur étaient accordées par les lettres patentes. Ils suivent
par leur attitude l'exemple des médecins, qui refusent
depuis 1759 de visiter les pauvres à moins de 3 livres
par visite. Ce refus est le premier depuis 1680, où ils
s'étaient offerts de soigner gratuitement, mais sans avoir
pris d'engagement comme les chirurgiens.

La réponse ne se fit pas attendre. « J'écris au procu-
« reur fiscal de Saint-Malo pour obliger les chirurgiens
« à faire leur devoir, et je lui mande de les emprisonner
« s'ils refusent. » Le 1er novembre, les chirurgiens, tout
en protestant, prennent le parti d'obéir. Ils font savoir
que le sieur Chiffoliau est prêt à examiner la nommée
Rapinel et que « tout le requis se fera. »

Nous ne trouvons plus dans les registres traces de
protestation, et l'état de choses établi se continua jusqu'en
1782, où un chirurgien fut nommé spécialement pour le
service de l'Hôpital. Il est le premier appointé depuis
1680.

24 mars 1782. — A la réquisition du sieur Quesnel, maître
en chirurgie de cette ville, le bureau a nommé ledit Quesnel
pour chirurgien de l'Hôpital Général, à la charge de faire au
moins une visite par semaine, pour s'assurer de l'état des
pauvres de la maison, de s'y transporter toutes fois à quand
les maladies ou les accidents le requereront, même de proposer
à Saint-Servan un de ses confrères pour le suppléer dans les
événements ou les accidents qui peuvent arriver de nuit. Il
sera payé annuellement 75 livres au dit sieur Quesnel, à
compter du 1er avril prochain, sauf à la suite, à prendre un
autre parti qu'il verra.

Tout en donnant ces 75 livres par an à son chirurgien, l'Hôpital rentrait d'un autre côté et au-delà dans
ses débours, car on consentait à recevoir pour 120 livres
par an, au nombre des pauvres et sans distinction,

Marie Eudes de Saint-Malo, veuve du Sieur Auvray, chirurgien (9 juin 1782).

En 1786, 15 janvier, le Sieur Quesnel demande un congé de deux ans pour affaires pressantes à l'Isle de France. Il propose de se faire remplacer par le Sieur Martin, chirurgien de cette ville, ce qui lui est accordé par le Bureau. Il est probable que ses affaires ne lui laissèrent pas le loisir de revenir prendre sa place à l'Hôpital, car en pluviôse l'an II, nous retrouvons le citoyen Martin toujours en fonctions dans la maison.

A partir de 1789, c'est la seule indication médicale relevée dans les registres des délibérations. Les entreprises des Servannais, la suppression des droits d'octroi, la diminution des rentes, les démissions successives des administrateurs et des économes réduisirent les admissions et le personnel de la maison qui mourait de faim. Après avoir vainement imploré des secours à tous les échos, les trois derniers administrateurs qui avaient résisté jusqu'à ce jour, donnent le 2 floréal an V leur démission longuement motivée et lèguent à l'administration municipale le soin des pauvres qu'ils ne peuvent plus nourrir.

... Le Bureau arrête et déclare réitérer cette démission qu'il donne définitivement et invite l'administration municipale à se charger dès ce moment, de ce malheureux établissement et pourvoir à la subsistance d'environ 250 individus qui existent dans la dite maison, de la manière que sa sagesse lui déclarera :
— Fait et arrêté à Saint-Malo, le dit jour et an — Cannevas, Gautier le jeune, Cosson.

C'était la fin de l'Hôpital général Saint-Yves. Il fut réuni le 9 floréal, an V, à l'Hôtel-Dieu, avec une seule administration dont firent partie les trois directeurs démissionnaires.

L'histoire médicale de l'Hôpital général se confond désormais avec celle de l'Hôtel-Dieu. Cependant les registres de la Commission administrative, communs aux deux établissements, prouvent que, légalement ou non, l'Hôpital général eut toujours son médecin et que jusqu'à nos jours, la série commencée en 1679, n'a pas été interrompue.

24 brumaire, an VI. Les citoyens Moras et Chifoliau sollicitent la place d'officiers de santé des Hospices de Saint-Malo. Le citoyen Moras est nommé.

19 nivôse, an X. Le citoyen Hamel, médecin de cette ville, fait l'intérim du citoyen Moras appelé à Rochefort par le Ministre de la marine.

15 messidor, an XII. Il est décidé qu' « un méde-« cin sera attaché au service des deux hôpitaux con-« fiés à ses soins et qu'il jouira des appointements de « 1,000 francs par an. Un chirurgien sera également « attaché aux mêmes services et jouira de 600 francs. » Il est décidé en outre que les officiers de santé qui seront désignés, ne pourront prétendre à aucune autre indem-. nité.

Sont nommés Monsieur Louis-Auguste Moras, méde-decin, Monsieur Louis-Guillaume Gouard, chirurgien.

26 messidor. On demandera au préfet de nommer le chirurgien de l'Hôtel-Dieu, chirurgien de la maison d'ar-rêt et de faire bénéficier les Hôpitaux du traitement de 250 francs attaché à cette fonction.

La Commission administrative fait des démarches, et sur sa demande obtient la nomination du citoyen Moras au titre de médecin chargé des soldats à l'Hôpital, à condition que la somme de 900 francs allouée par le mi-nistre de la guerre pour cet emploi fasse retour à l'Hô-pital.

22 décembre 1809, Monsieur Gouard, chirurgien, donne

sa démission. La Commission nomme « à l'unanimité.
« Monsieur Egault, D. M. exerçant la chirurgie et l'en-
« seignant, chirurgien en chef des deux hôpitaux. »

21 mars 1810, Monsieur Pottier, officier de santé,
depuis de nombreuses années chirurgien de l'Hôpital
général, est décédé.

Jamais les registres des délibérations n'ont fait mention de ce Monsieur Pottier, de sa nomination ou du
traitement attaché à sa fonction qui a été supprimée de
fait le 15 messidor an XII. Aussi Monsieur Thomas,
maire de Saint-Malo et président de la Commission
administrative, dans un rapport longuement motivé et
quelque peu acerbe, s'oppose à la nomination d'un successeur.

Monsieur Moras est en effet médecin des deux Hôpitaux et doit faire le service qu'il a accepté. D'autre part,
Monsieur Egault, chirurgien, est tout prêt à servir l'Hôpital général. Il a même, pour la nuit, désigné deux docteurs médecins de Saint-Servan, Messieurs Vanault et
Lecuyer qui acceptent de le remplacer. Donc un chirurgien supplémentaire et officiel est inutile. Suit une violente diatribe contre Monsieur Moras qui n'a jamais
assez d'appointements et qui habite Saint-Servan 9 mois
sur 12 alors que son service hospitalier est à Saint-Malo.
S'il n'est pas content, qu'il démissionne : Le service des
pauvres sera assuré selon la méthode ancienne et pour
le prix de 150 francs par an. Messieurs Martin-Pignon-
Blanc, Egault, Grezet, Martin fils, Guyenet, tous docteurs médecins résidant à Saint-Malo, désirent le rétablissement du service alternatif annuel des Hospices
ainsi qu'il était en usage avant la Révolution.

A ces conditions, tous ses confrères, ses égaux en doctrine,
verraient avec plaisir le rétablissement du service alternatif

annuel. Ils trouveraient dans ce mode le double avantage de prodiguer leurs soins à l'Humanité souffrante et de travailler à leur propre instruction. Je vous réponds de leur empressement et de leur zèle ; quand il s'agit du bien des pauvres, il n'est point de petites économies. — Rapport du Maire président 21 mars 1810. (Archives de l'H-G.)

L'administration n'ayant point adopté le rapport ci-dessus, a chargé l'un de ses membres d'en faire un nouveau. (Archives H. G.)

28 Mars 1810. Rapport de Monsieur Dupuis-Fromy. (Archives H. G.)

C'est la contre-partie du rapport du maire. Monsieur Moras est parfait, tout dévoué aux pauvres et très aimable pour la Commission On lui conserve ses 500 fr. de traitement, on donne 350 fr. au chirurgien en chef qui a 250 fr. de la maison d'arrêt, et enfin on nomme, avec 150 fr. annuels, Monsieur Lhoste, chirurgien sédentaire à Saint-Servan, attaché à l'Hôpital général.

Malgré un résumé fort clair de la question et des raisons qui paraissent suffisantes, dans une lettre au Sous-Préfet en date du 14 avril 1810, le maire, M. Thomas, fut obligé de s'incliner. Il se vengea le 29 décembre 1812 en s'abstenant de prendre part à la délibération. Monsieur Moras, fort infatué décidément de sa valeur et surtout fort intéressé, remettait sur le tapis la question d'honoraires qui avait déjà été jugée.

Il résulte de cette discussion et des longs mémoires très curieux dont je n'ai pu donner qu'un résumé, qu'en l'absence de toute délibération et par conséquent de tout droit, l'Hôpital général avait eu son médecin spécial. A l'avenir la Commission le désignera régulièrement.

Monsieur Lhoste exerça ses fonctions jusqu'en 1835, époque de sa mort. Monsieur Leroux est nommé à sa place.

20 août 1839. Monsieur Leroux démissionne en faveur de Monsieur Lhoste Charles-Edouard, fils de Monsieur Lhoste, décédé chirurgien de l'Hôpital général. — Abnégation digne de remarque. — Combien peu auraient cédé aussi bénévolement une situation honorifique, surtout de nos jours.

17 janvier 1849. Décès de Monsieur Lhoste fils.

23 janvier 1849. Nomination de Monsieur le Docteur Genée.

17 avril 1862. Monsieur Genée fils est nommé médecin de l'Hôpital général à la place de son père décédé.

1er avril 1899. Monsieur Genée, atteint par la limite d'âge, quitte l'Hôpital général, après une honorable carrière de 37 ans au service des pauvres.

Le 1er janvier 1903, le Docteur Hervot, nommé médecin de l'Hôtel-Dieu, cède la place au Docteur Thubert, actuellement en fonctions.

§ III

L'Hôpital du Rosais.

Au mois d'août 1711, des lettres patentes du roi autorisent Jean Prevost, Sieur de la Roche, et Julienne Danycan, sa femme, habitants de Saint-Malo, à fonder en la paroisse de Saint-Servan, « sur un fond et emplace- « ment leur appartenant, un Hôtel-Dieu pour loger douze « pauvres malades de l'un et l'autre sexe, originaires du « fauxbourg de Saint-Servan. » Une chapelle est déjà « construite, et les fonds sont prêts pour l'entretien des pauvres et du Chapelain.

L'administration est dévolue à l'Evêque de Saint-Malo et au Recteur de Saint-Servan, conjointement avec les fondateurs. A la mort de ces derniers, les habitants de Saint-Servan nommeront six directeurs renouvelables par moitié tous les ans.

Par lettres patentes, de décembre 1753, le Sieur de la Vilaine Bourdouin, en récompense de ses largesses envers l'Hôpital, est nommé directeur perpétuel avec le droit de transmettre sa charge à son fils aîné. De plus, il a la faculté de faire admettre deux pauvres malades aux lits vacants. Par les mêmes lettres patentes, l'avocat conseil de l'Hôpital qui donne gratuitement ses soins et son talent juridique, jouira des mêmes droits et exemptions que les administrateurs.

Les prérogatives des administrateurs des Hôpitaux sont des plus importantes. Ils jouissent pendant leur administration de l'exemption de toutes chargés publiques et de privilèges « tels que exemption des col-« lectes, guet, garde, logement des gens de guerre « tutelle, curatelle et nomination à icelles. »

L'histoire médicale du Rosais se réduit à peu de choses. Un seul registre des délibérations (1742-1778) est conservé. Cependant une délibération du 8 août 1776 nous prouve que le personnel de l'Hôpital a, depuis l'origine, été recruté dans une même famille de chirurgiens.

8 août 1776. — Le feu Sieur Bougour, père, et après lui, le Sieur son fils, chirurgiens établis à Saint-Servan, ont donné gratuitement leurs soins aux malades depuis l'établissement de cet Hôpital jusqu'en 1768, époque de la mort du dernier desdits Sieurs ; à la reconnaissance de quoy, ils avaient obtenu le titre d'administrateurs et jouissaient des privilèges. Mais depuis, les pressants besoins des malades obligèrent le bureau à payer cent cinquante livres de gages par an un autre chirurgien de la paroisse qui les remplassa. Il serait à désirer que les chirugiens établis dans ladite paroisse fussent tenus de donner leurs soins gratis et *ad turnum*, au soulagement

9

des malades dudit Hôpital ou que dans le cas qu'un ou deux de ces Messieurs voulussent s'en charger volontairement et à titre gratuit, ils jouissent des mêmes privilèges que les Administrateurs.

La reconnaissance du Bureau ne s'était pas bornée à nommer M. Bougourd administrateur ; en effet le 6 juillet 1758

Le Bureau, par reconnaissance des services rendus à la maison par M. Bougourd et ses prédécesseurs en qualité de chirurgien, et de ceux qu'il se propose d'y rendre à l'avenir, a délibéré et arrêté qu'il sera permis à M. Bougour et après lui à son fils aîné, ou représentant ledit aîné en ligne directe, de disposer d'un des lits de l'Hôpital pour et en faveur de tel pauvre malade qu'ils aviseront bien estre : parce que néanmoins ils n'en disposeront qu'en faveur d'un malade de la Paroisse et qu'ils continueront leurs soins pour la maison et qu'ils ne disposeront dudict lict qu'en évènement qu'ils ne seraient pas tous occupés.

M. Bougourd est mort administrateur du Rosais, en 1767, après trente ans de services gratuits ; mais son fils aîné eut des difficultés avec des confrères et ne tarda pas à quitter Saint-Servan pour s'établir à Saint-Malo.

7 *May 1770.* — A esté donné lecture au Bureau. ainsy qu'à Monsieur Bougourd médecin et à Messieurs Charpentier et Masson chirurgiens de deux projets de réglement tendant à maintenir entre eux l'union et à procurer aux malades les soulagements utiles. Lesquels projets ont été approuvés par lesdits Sieurs Bougourd, Charpentier et Masson ; En conséquence de quoy, le Bureau a prié Monsieur Moysan de les faire souscrire auxdits Sieurs, ensuite de quoy les pièces seront enfermées aux Archives.

L'accord ne fut pas de longue durée, car dans les délibérations suivantes, M. Bougourd ne figure plus et le Bureau alloue une indemnité à ses remplaçants : De plus le 27 août 1782 la Société Royale de Médecine couronne M. Bougourd, Docteur en Médecine et Chirurgien, correspondant à Saint-Malo, pour son mémoire sur le sujet proposé par la Société : « Déterminer par des « observations exactes si le scorbut est contagieux. » Enfin en 1789 et années suivantes, nous retrouverons M. Bougourd, Médecin de l'Hôtel-Dieu de Saint-Malo, en butte aux tracasseries d'un confrère, agent général du Comité de Salut Public en cette ville.

16 juin 1770. — On augmente le prix de la journée pour les malades payants. Au lieu de 10 sols par jour, ils paieront désormais 15 sols, sauf par la suite à réduire le prix lorsque le temps le permettra. De même, au lieu de 30 lits, la maison n'en mettra plus que 24 à la disposition des pauvres.

31 décembre 1770. — Le Bureau ayant réfléchi que les occupations qu'entraîne nécessairement l'état de chirurgien de MM. Dumorié Charpentier et Le Masson, mettant un obstacle à leurs visites aussi fréquentes et journalières qu'exigent les maladies des pauvres mis à l'Hôpital, attendu qu'ils ne retirent aucune rétribution pour leurs soins :

Sur quoy le Bureau réfléchissant a accordé à ces deux Messieurs une somme de cent cinquante livres à partager entre eux par chaque année à commencer du premier janvier 1771.

4 février 1771. — Le Bureau assemblé pour traiter des conditions relatives à la réception des sieurs Masson et Charpentier, chirurgiens, a arresté :

1° Que lesdits sieurs Masson et Charpentier donneraient leurs soins comme au passé pour le traitement et soulagement des pauvres malades et qu'ils travailleraient de concert à leur procurer les secours nécessaires. faisant les visites aussi fréquentes qu'il en sera besoin.

2º Qu'ils rendront compte à chaque Assemblée du Bureau où ils seront invités de ce qu'ils auront remarqué de contraire au bien de la maison, soit pour cause de la mauvaise qualité des remèdes ou par quelques autres causes que ce soit concernant les malades, afin d'estre à lieu d'y mettre ordre.

3º Qu'il leur sera compté la somme de cent cinquante livres pour chaque an et ce à titre de gratification pour les indemnités ou dérangements que peut leur causer les visittes fréquentes qu'ils font à l'Hôpital.

Les Hospitalières du Rosais étaient les Sœurs de la Charité. Le traité passé avec la Supérieure de leur ordre date du 28 avril 1714.

CHAPITRE IV

La Médecine légale à Saint-Malo.

Dans le même registre qui nous a servi pour tracer l'histoire de la confrérie de Saint-Côme et Saint-Damien, on trouve de curieux procès-verbaux qui jettent un grand jour sur l'exercice de la médecine légale à Saint-Malo et dans les communes circonvoisines au XVIIIe siècle.

Le manuscrit, commencé par la fin sur les pages blanches laissées par les prévots de l'association, contient le « registre où seront inscrits les procès-verbaux « par le greffier du lieutenant du premier chirurgien « du roy de Saint-Malo à commencer du 1er juillet 1724. »

Ces pièces, inscrites au nombre de 390 de 1724 à 1758, ne sont que des copies fidèles dont les originaux ont été délivrés aux intéressés. Les insertions sont régulièrement faites, et d'après la pagination lue à rebours, un seul feuillet fait défaut à la fin de 1750.

Ces procès-verbaux peuvent se diviser en deux grandes catégories.

Les uns, et ce sont les plus nombreux (320), semblent consentis librement, à titre privé, sans que les autorités judiciaires ou administratives y aient pris part. Les autres, plus rares et plus intéressants, sont établis sur réquisition formelle du sénéchal, du procureur fiscal ou des juges de l'Amirauté. Ils ont trait aux opérations juridiques, autopsies, exhumations ou examens de cas suspects aux geôles et prisons de Saint-Malo.

Les premiers, véritables certificats, sont délivrés sur la demande des malades et des blessés, désireux de faire constater leur état, soit pour en poursuivre en justice la réparation qui leur semble due, soit pour être fixés à peu de frais sur la gravité de leur cas, obtenir une consultation de maîtres estimés, et peut-être faire taxer d'avance, par un véritable forfait, leur chirurgien traitant.

En effet, dans tous les rapports détaillés, les experts indiquent le nombre de jours jugé par eux nécessaire à la guérison ; ils donnent les grandes lignes du traitement, assistent au besoin aux opérations urgentes, et s'arrogent le droit de fixer les honoraires du médecin ou chirurgien habituel, en estimant d'avance la somme qui leur paraît juste et suffisamment rémunératrice, eu égard au temps prévu et à la gravité du cas. Très souvent, le chirurgien traitant se joint à la consultation et consacre par sa présence cette manière de faire qui semblerait abusive de nos jours ; il accepte de bonne grâce les honoraires fixés par ses confrères, partageant avec eux le prix de l'expertise.

Les rapports, pour la plupart, surtout dans les premières années, sont minutieusement rédigés : les blessures, les ecchymoses, les moindres contusions sont consignées, mesurées par bouts de doigt. D'autres, au contraire, sont très courts, soit que le cas ait semblé peu intéressant, soit que le greffier ait réservé tout son soin pour la minute.

Il est fort difficile de faire un choix judicieux parmi de si nombreuses pièces. La première en date nous paraît cependant devoir retenir l'attention, comme spécimen à peu près complet et suffisamment détaillé.

Du 7 juillet 1724. — Nous soussignés, René Balthazar Émerie, conseiller et médecin du Roy à Saint-Malo et dépendances et

François Faguais, chir. Royal et de la marine audit Saint Malo
et dependances, jointement avec le Sieur Jean Dupré, maître
chirurgien à Saint Malo et traittant, certifions nous être cedit
jour transporté dans un embas rue de la Crosse pour y visiter
le nommé Laurent Avenier courtier pour les toilles de sa profession, agé d'environ 30 ans. Lequel nous avons trouvé au lict,
se plaignant à nous avoir été maltraitté hier au soir, sur les
6 heures, sous la porte de Dinan de plusieurs coups de souflest,
de poing, de canne et de pierres sur differentes parties de son
corps qui lui ont fait perdre beaucoup de sang par le nez et
d'en avoir perdu une dent de la partie antérieure de la mâchoire
supérieure. Et, en le visitant, nous luy avons remarqué à la
bouche faute d'une dent de la partie anter. de la mâchoire
super., de plus, une playe contuse de figure oblique de grandeur d'un bout de doigts pénétrant dans les muscles du péri-
crane sittuées sur la partie super. et latterale du coronal du
côté droit, de plus une contusion avec excoriation d'un
bout de doigt sittuée sur le coude partie externe du bras gauche. Lesquelles excoriation et contusions croyons avoir été
faites par instrument contondant, meurtrissant comme par
coups de pierre, canne, bâton et desquelles il ne pourra être
guéry que dans le temps et espace de 10 à 12 jours n'y survenant autres accidents, et croyons qu'il peut apartenir au
chirurgien traittant 10 lv. non compris le present procès-
verbal, à Saint Malo, le jour et an que cy-dessus. Ainsy signé.
R. B. EMERIE, F. FAGUAIS, Jean DUPRÉ. Ressu 10 lv. 10 sols.

Voici un second certificat délivré à Saint-Servau. Il
s'agit d'une femme enceinte. A l'examen médical est joint
une véritable consultation.

Du 13 octobre 1733. — Transporté au village de Boissouze
paroisse Saint Servan pour y visiter Jeanne Souquet, âgée
d'environ 30 ans, femme de Jan Dupas, tisseran, à cause des
excez commis en sa personne du jour d'hier vers les 8 à neuf
heures du matin. Laquelle nous avons trouvé au lict, se plai-

gnant d'avoir de grandes douleurs de teste, au col et aux rheins avec des tranchéez dans le bas ventre, nous assurant estre arestée de ses règles depuis 4 à 5 mois et même nous assurant avoir ressenty le mouvement de son enfant ce qui nous l'a fait croire enceinte ; et en la visitant, avons remarqué une légère contusion sur le coronal, une excoriation à la main droite, le poux fiévreux. Lesdits accidents occasionnez par coups de poings, pieds, ongles ou semblables ; 10 jrs pour guérison, n'y survenant autres accidents à cause de ladite grossesse et crainte d'avortement, elle gardera le lict, vivra de régime, sera saignée : attesté vray ledit jour cy-dessus. EMERIE. FAGUAIS, BELOT. Ressu 15 lv.

Le procès-verbal suivant est encore plus concis :

Du 14 juin 1747. — Visitté rue des Grand-Dégréz, dans un embas, le nommé Clement Gilbert, âgé de 11 ans, fils de Marie du Chemin, veuve, une contusion sur le parietal droit, 2 bouts de doigts, deux autres lignes sur la partie opposée, plus sous le sein gauche une petite contusion ; six à 8 jours de repos et sera saigné, au chir, pour ses soins et visittes, 4 lv. Délivré le present. Ressu 3 lv. 10 sols.

Je pourrais multiplier les citations à l'infini : chaque rapport nous apprend quelque chose et la prudence des experts se fait jour à chaque page. Outre la formule qui revient toujours, « n'y survenant d'autres accidents, » ils font à tout propos des réserves.

25 juillet 1724. — Elle dit avoir reçu plusieurs coups sur la tête qui ne nous ont jusqu'à présent apparu.

A propos d'une blessure faite par un instrument tranchant, dans l'espèce, épée ou sabre, le rapport laisse le pronostic en suspens :

26 mars 1726. — ... De laquelle playe le prognostic ne
peut être assuré qu'après le 14e jour, à cause de la boursou-
flure qui dénote la pénétration et de plus la fièvre et le crache-
ment de sang pour lesquelles prévenir, on l'a saigné et ordonné
le régime de vivre.

On ferait un résumé assez complet de la thérapeutique
de l'époque en analysant avec minutie tous ces procès-
verbaux, d'autant plus que les experts ne bornaient pas
leur rôle à constater les coups et blessures ; ils étaient
appelés dans les cas les plus divers, comme le démontrent
les quelques pièces qui suivent.

Du 27 novembre 1726. — Nousdits soussignés R.-B. Emeric.
Faguais et Belot certifions nous être transportés cedit jour à un
premier cours, rue du Pillory, pour y visiter Charlotte du Buys,
femme de Michel prinelde maître fourbisseur d'armes, âgée
d'environ 27 ans, laquelle nous avons trouvé au lict se plaignant
à nous que depuis trois semaines qu'elle a accouché elle avait
toujours eu beaucoup de fièvre, cours de ventre, beaucoup d'in-
somnie et ressentir beaucoup de douleurs depuis ledit temps
dans les voyes de passage de l'enfant lesquelles elle avoit toutes
dillaceréez ; et en l'examinant, nous avons trouvé que la partie
infér. de la vulve était toute déchirée jusques au fondement,
lequel accident nous croyons avoir été causé ou par la grosseur
de la teste de son enfant ou par la petitesse et délicatesse des
dites parties ou bien par un accouchement laborieux et précipité
duquel elle ne pourra être soulagé que dans 40 ou 50 jours n'y
survenant mesme d'autres accidents et en gardant un grand
repos et bien tranquille et duquel accident elle pourra en être
incommodée toute sa vie à cause de la grande solution
ou déchirure arrivée à ladite partie. Ce que nous attestons
véritable et en foy de quoi nous avons signé le présent
le jour et l'an que de l'autre part. Ainsi signé EMERIE,
FAGUAIS, BELOT sur l'original : ressu pour le present 10 lv.
10 sols.

Dans cette consultation, le pronostic et le diagnostic sont absolument exacts. Il ne manque que l'indication pressante de la périnéorrhaphie pour être en droit d'attribuer ce procès-verbal à un des maitres chirurgiens de nos jours.

28 juillet 1730. — Visité jointement avec le Sieur Emerie la nommée Anjot, âgée de 24 ans. au village de la Hulotais et laquelle avons reconnu être enceinte d'environ 7 mois par tous les signes ordinaires des grossesses et par nous avoir assuré n'avoir point esté réglé depuis Noël. Attesté vray le dit jr cy dessus. Ressu 10 lv.

Du 17 octobre 1737. — Transporté cedit jr cy dessus à un 3ème cours de maison située en cette ville de Saint Malo a vis la place du Pillory pour y visiter Guillaume le François, sieur de la Hérinais, âgé d'environ 55 ans, dans lequel examen nous avons remarqué qu'ayant été cy devant plusieurs fois surpris de différentes attaques d'affections vaporeuses, comme apoplexie ou paralysie. desquelles indispositions il est encore tous les jours menacé par des vapeurs dont il est fréquemment attaqué et à la suitte desquelles il tombe par terre et sans connaissance, ce qui lui arrive souvent et luy fait craindre de sortir ; de plus nous avons remarqué avoir beaucoup de peine à parler, ayant la langue fort épaisse. également que tout le corps tremblant et particulièrement les jambes, ce qui doit faire appréhender une paralysie au moins ou demence ; touttes lesdites circonstances cy dessus cyttées nous prouvent son invalidité soit pour entreprendre aucun voyage par mer ou par terre, même de pouvoir agir chez luy à la connaissance d'aucunes affaires qui puissent mériter attention. Attesté veritable le jour et an que dessus : Signé sur l'original, EMERIE et FAGUAIS. Ressu 6 lv.

28 juin 1748. — Visitté à Saint Malo ledit jour le nommé Victorien Yon, fils de Thomas et de Catherine Beil. agé d'environ 15 ans. auquel nous avons remarqué dans l'aine du côté droit une thumeur faitte de partie ditte bubonocelle ou hernie, le prognostic de laditte maladie peut devenir facheux. étant négligée, et tout au contraire, y aportant le remede nécessaire tel que le bandage à ressort ou brayer au moyen duquel y étant bien assujetty pendant un temps, procurera une guérison parfaite. Attesté vray, signé FAGUAIS et Jacob LAGOUX le jour et an cy dessus. 7 lv. 10 sols.

20 juin 1725. — Nous soussignés R. B. Emerie, F. Faguais et N. Belot greffier, certifions nous être cedit jour cy dessus, transporté dans la rue de la Viquairerie. à un premier cours, pour y visiter le nommé François Lambert, âgé d'environ trente ans, coutumier du chapitre de Saint Malo pour la mesure des grains, à cause des excéz commis en sa personne de ce jour, lequel nous avons trouvé aü lict, se plaignant à nous qu'estant au bord d'un vaisseau anglais devant le port de cette ville à mesurer des bled, par ordre de police de ladite ville, 2 particuliers se sont jettés sur luy, et l'ont maltraitté à coups de pelles et autres instruments, desquels coups il a été renversé sur le visage dont il a été aveuglé de sang et remply partout; et en le visitant nous luy avons remarqué une playe de grandeur d'un bout de doigt avec contusion autour. pénétrante au pericrane, située sur la partie supérieure et lattérale du coronal du côté droit ; de plus une contusion de trois travers de doigts sittuée sur la partie moyenne du coronal du même côté ; de plus une contusion ecchymosée s'étendante sur les deux paupières de l'œil droit qui l'empesche de l'ouvrir. de plus une contusion sur le muscle temporal du côté gauche de 2 à 3 travers de doigt de grandeur. laquelle playe et contusions croyons avoir été faittes par instruments contondants et éraflant, comme bâton à angles, bout de pelles ou semblables : 15 jours de curation, n'y survenant autres accidents à cause de la contusion considérable de l'œil droit qui l'empescheront de l'ouvrir pendant quelques jours : du au Sr. Faguais, ch. traittant 12 livres et ordonné la saignée qui a été deux fois faittes pour en prévenir les suittes. Ce que nous attestons vray et avons signé le present sur l'original R. B. EMERIE, F. FAGUAIS et Nicolas BELOT greffier. Ressu pour le present 10 lv. 10 sols.

Du 3 May 1726. — Ns. soussignés R. B. Emerie, F. Faguais et Belot, certifions nous être ledit jour transporté rue des Chiens, à un second cours pour y visiter le nomé Claude Briand fils, âgé de 10 ans, sous l'autorité de sa mère, nomée Yvonne Pleuniant, lequel nous avons trouvé au lict se plaignant à ns qu'étant dans la rue assis, le chien d'un particulier étant venu se coucher sur ses pieds, ledit, voulant se retirer. ce chien lui a sauté sur le visage et l'a mordu grièvement, lundy dernier après-midy et en le visitant, ns luy avons remarqué à la joue droitte six plaies supurantes dont il y en a 2 de grandeur chacune d'un grand bout de doigt et les 4 autres d'un demy bout, toutes pénétrantes dans les chairs musculeuses avec contusions autour, touttes situées sur la joue droite : Toutes lesquelles playes et contusions, croyons avoir été faittes par instruments piquant, contondant et dillacerant comme par morsure de chat, chien ou autres animaux semblables : pour guérison 15 jrs n'y survenant d'autres accidents à cause de la malignité de la morsure : au chir. traittant 10 lv. pour guérison, non compris la visitte et façon du present. Ce que nous attestons vray et avons signé à Saint Malo jour et an que dessus. Ainsi signé sur l'original EMERIE. FAGUAIS, BELOT. Ressu 10 lv. 10 sols.

Du 3 May 1726. — Ns. soussignés Emeric, Faguais et N. Belot. certifions avoir cedit jour, visité à Saint Malo le nommé Jacques Nicole âgé d'environ 35 ans demeurant ordinairement au village ou bourg de la paroisse de Saint-Servan, lequel s'est plaint qu'étant dans le vaisseau nomé *le Marin* cap. Monsieur Becard. en qualité d'avant de bateau, à la côte du petit Nord, il y fut grièvement maltraitté en revenant à son bord, parce que par malheur, le bateau dans lequel il était avait soussoubré. ce qui arriva environ la fin du mois de May 1725 et ayant été maltraitté depuis. il se vit obligé, pour mettre sa vie en assurance, de se retirer du bord, attendu la quantité de coups de bâton, de pieds, de poings qu'il aurait ressu sur différentes parties de son corps desquels il est demeuré estropié et incapable d'aucun travail dur et pénible par une désante qui lui est sur-

venue dans le scrotum ou bourses, et en le visitant nous lui
avons remarqué une tumeur considérable dans les bourses,
causée par une descente complète et compliquée dans ladite
partie du côté gauche, laquelle desante a pu être causée par
chûte, travail rude ou maltraitements, et comme ladite tumeur
nous paraît très adhérente, nous la croyons incapable de ré-
duction, à cause de son adhérence et ledit malade incapable
d'entreprendre aucun voyage rude et pénible, soit par mer
soit par terres, sans courir risque de sa vie ce que nous attestons vray et avons signé à Saint Malo ledit cy dessus sur l'original : Emerie, Faguais, Blot, ressu 10 lv. 10.

Le procès-verbal suivant est original, parce que c'est
le seul qui nous montre un médecin appelé en consultation par le chirurgien traitant. Les experts constatent
cette consultation sans ordonner autre traitement et
3 jours après procèdent à l'autopsie de leur malade.

Du 14 Fevrier 1728. — Nous soussignés Emerie, Faguais
et Belot, medecin et chirurgien du Roy à Saint-Malo. les Srs.
Menard et Lagoux, medecin et chir. traitant, certifions nous
être cedit jour 14 Fevrier 1728, transporté à un 3eme cours.
situé vis-à-vis du Pillory, chez le Sieur Poulard, armateur de
vaisseau, pour y visiter le nommé Michel Glamard, âgé d'environ 13 à 14 ans, du pays d'Igny, côte du Cap Breton, actuellement résidant à Saint-Malo, pour y travailler à ses exercices
de religion et autres, lequel est tombé malade depuis 12 jours
pour lequel traitement a été apelé le Sr. Jacob Lagoux maître
chirg. lequel lui a remarqué un vomissement avec fièvre, pour
lequel il l'a saigné et donné les remedes propres jusqu'à ce
jour auquel il a apelé le Sr. Menard, docteur en medecine,
lequel ayant trouvé le malade avec opression, crachant du sang
et fièvre continue avec assoupissement et disposition au dé-
lire, lui a ordonné une 2eme saignée et autres médicaments
bêchiques, lesquels accidens persévère encore et nous font
craindre que la fièvre ne devienne putride et maligne, et dont

nous ne pouvons juger que le 14eme et le 21eme ne soit passé
d'autant plus que les personnes chez lesquelles il est actuellement nous ont dit que la veille du jour qu'il est tombé malade
il a été maltraitté par plusieurs de ses camarades au sortir de
son École, que le lendemain il avait saigné du nez et vomi et
ensuite la fièvre, et avons signé le present audit Saint Malo,
le 14 Febvrier 1728. Signé sur l'original. EMERIE, FAGUAIS,
BELOT. Ressu 10 lv. 10 Sols.

Du 17 feb. 1728. — Ns soussignés Emerie. Faguais et
Belot, certifions nous être ce jour cy dessus transporté par
l'ordonnance de M. le Sénéchal de la Juridiction de Saint-
Malo, et sur le réquisitoire de M. le Procureur fiscal, à un
3eme cours, vis à vis le Pillory, chez le sieur Poulard, armateur
de vaisseau, pour y visiter le nomé Michel Glamard, âgé d'environ 13 à 14 ans, y demeurant pensionnaire pour faire ses
exercices et qui y est décédé du jour d'hier au matin et pour
connaître au juste la cause de sa mort dans le soubçon que
l'on avait qu'il serait battu avec ses camarades et l'ayant examiné partout à l'extérieur en leur présence, nous ne lui avons
trouvé aucune playes, ni excoriations, ny contusions, ny aucunes fractures ny luxations et luy ayant ensuite scié le crâne,
nous avons remarqué la substance du cerveau et ses membranes en très bonne consistance et situation naturelle ; ensuite
avons ouvert la poitrine dans laquelle avons trouvé les poul-
mons d'une mauvaise nature et consistance et un peu enfoncé,
le cœur fort molasse avec un petit polype dans le ventricule
droit, et dans le gauche, peu de sang et corrompu. Nous avons
ensuite ouvert le bas-ventre, nous y avons trouvé les intestins
d'une mauvaise couleur et rentrés les uns dans les autres dans
plusieurs endroits comme dans les coliques de miserere et les
convulsions des mêmes parties, comme aussi les glandes du
mésentère dures et gonflées et beaucoup d'eau épanchée dans
la même cavité. Toutes lesquelles circonstances nous font
croire que la cause de sa mort a été une fièvre putride et maligne, laquelle ayant altéré les parties nouricières côme aussy
celles destinées à la respiration, ont dissipé les parties balsa-
miques du sang et occasionné un commencement d'idropysie

par les eaux qui se sont trouvés dans le bas-ventre, sans avoir remarqué que aucune cause extérieure et violente y ait contribué, à la reserve de l'air froid et malin qui a beaucoup regné dans cette saison et occasionné beaucoup de maladies de la même nature et fait mourir la pluspart de ces enfants délicats qui n'ont peu résister à la malignité de ces fièvres. Attesté vray à Saint-Malo le 17 feb. 1728; Ainsi signé sur l'original : EMERIE, FAGUAIS, BELOT. Vacations deues.

Du 14ᵉᵐᵉ juin 1728. — Ns soussignés Emerie, Faguais et Belot certifions avoir visité cedit jour cy-dessus à Saint Malo, Françoise Cabar âgée d'environ 18 ans, servante domestique chez M. Vanier, marchand demeurant au coin des Halles, rue de la Croix du Fief, à laquelle nous avons remarqué à la teste une playe de figure transverse, pénétrante au péricrânc et de grandeur 2 travers de doigt avec contusions autour de 3 travers de doigt sittuée sur la partie moyenne et supérieure du pariétal gauche occasionnée par instruments contondants et éraflant, comme bâton, masse, mahyoche ou semblables. 15 jours de guérison, n'y survenant d'autres accidents à cause de la contusion; 15 lv. pour le chir. traittant y compris 3 liv. donné sur le champ. Lesdits maltraittements arrivés du jour d'hier dans la paroisse de Saint Servan.

Du 28 août 1730. — Visité à Saint Malo, Pierre Fouret, âgé de 19 ans, maître de danse de sa profession : remarque une playe sur la figure ronde et contuse de grandeur d'un bout de doigt : 15 jours pour guérison, à compter de ce jour 10 lv. au Sieur des Roches, chir. traittant. Ainsi signé sur l'original, EMERIE, FAGUAIS, BELOT, DES ROCHES. Ressu 14 lv.

Du 12 juin 1733. — Transporté à un 3ᵉᵐᵉ cours, vis à vis Saint Benoist pour y visiter le nommé Bernard Laurens Regnier Sʳ de Vaugarny, âgé d'environ 37 ans, capitaine de vaisseau; où étant, nous avons remarqué à la cuisse droite, partie sup. et interne, une contusion de grandeur de toute la main avec tension autour, laquelle croyons avoir été faitte par coups de pied, bâton, ou semblables. Pour guérison 15 à 20 jours n'y survenant autres accidens, pour lesquels prévenir, il sera saigné au bras, gardera le lict et usera de cataplasmes et fomentations spiritueuses et resolutives. Au chir. traittant. deu 12 lv. en cas de resolution, et sy la thumeur ne se resout pas qu'elle vient à suppuration, alors la maladie serait sérieuse et considérable; Attesté vray cedit jr cy dessus. Ainsy signé sur l'original EMERIE, FAGUAIS, BELOT et DES ROCHES, chir. traittant. Ressu 14 lv.

Du 4 octobre 1739. — Nous soussigné R. B. Emerie jointem. avec Jacob Lagoux maître chir., faisant au lieu et place de F. Faguais chir. privé du Roy. absent, Nicolas Belot maître chir. et greffier dudit Faguais et le Sr Pichon maître chir. et traittant, certifions nous être transporté ce jour 4 octobre 1739. sur les 4 heures de l'après midy, à un 1er cours de maison, rue de la Viquairie, pour y visiter le Sr François Capel, originaire dudit lieu, âgé de 35 ans, maître potier d'étain et plombier de sa profession, lequel avons trouvé au lict et en le visitant, nous avons remarqué une playe de grandeur d'un bout de doigt, de figure transverse, située 4 travers de doigt au dessus du sein gauche et dillatée ensuite par art d'un pareil bout de doigt. pour en connaître mieux la pénétration, et à la faveur de laquelle, on a remarqué une des costes découvertes sans cependant assurer sy la playe penètre dans la poitrine que le 7eme jour soit passé : Laquelle playe ns croyons avoir été occasionnée par instrument piquant et tranchant comme épée, stylet. bayonnette ou semblables, et à raison de la fièvre dont est atteint le malade, il sera saigné plusieurs fois pour éviter les accidents fâcheux, vivra d'un grand régime, gardera le lict, ce que nous attestons vray et en foy de quoy, nous avons signé le present audit Saint Malo, ledit jour 4 octobre 1739 Signé EMERIE, LAGOUX, faisant pour le Sr FAGUAIS. BELLOT, et DU VERGER PICHON, chir. traittant. Ressu 14 lv.

Du 15 octobre 1739. — Nous soussignés, Emerie. Lagoux faisant pour ledit Sr Faguais absent. Bellot greffier et ledit du Verger Pichon, chirg. traittant, certifions nous être transportés cedit jour cy dessus, aux 4 heures de l'apres-midy pour visitter de nouveau le Sr François Cappel actuellement au lict à l'occasion de la playe que ns luy avions remarqué conformement à notre procès-verbal, luy délivré le 4 dudit mois, laditte playe située sur la partie latterale gauche de la poitrine de figure transverse, et en le visitant, nous avons trouvé le malade sans fièvre, hors des accidents qui auraient du survenir jusqu'à ce jour si la playe eut pénétré dans la poitrine, n'ayant plus besoin qu'environ 8 jours pour curration de laditte playe; ne luy restant au surplus que de la faiblesse de laquells il ne pourra être rétably que dans 15 jours; et croyons qu'il appartient au chir. traittant pour parfaitte guérison 20 lv. sans y comprendre les visittes du médecin qui l'a assisté de ses soins pendant la maladie. Attesté vray et en foy de quoy nous avons signé le present audit Saint Malo, ledit jour et an que dessus. Signé EMERIE, LAGOUX, BELLOT et PICHON. Ressu pour les tous 14 lv.

Du 16 septembre 1740. — Nous soussignés médecin et chir. privé du roy à Saint-Malo. certifions nous être cedit jour cy dessus, transporté à Saint-Joseph chez Jacques Leclerc y demeurant, paroisse de Paramé, pour y visitter Catherine Laînée, sa domestique, âgée de 23 ans, au lieu appelle Grand-Maison. laquelle nous avons trouvé au lict à cause des maltraitements luy arrivés, lundi dernier 12 dudit mois, et en la visittant, nous lui avons remarqué dans l'ypocondre gauche, une contusion de 3 bouts de doigts et à l'endroit de l'estomach un peu de thumeur ou gonflement; Lesquelles indispositions, croyons avoir été occasionnées par coups de pierre, chutte ou semblables, et desquels elle ne pourra être guérie que dans quinze jours, n'y survenant autres accidens; de plus nous a dit avoir craché du sang et avoir actuellement des vomissements du liquide qu'elle prend; pour lesquels prévenir elle a été saignée deux fois de plus, vivra de repos et de régime, usera de potion cordialle, et à l'endroit des douleurs, de liniments résolutifs et anodins, comme aussi d'épithesmes à l'endroit de l'estomach. Attesté vray ledit jour cy dessus. Ainsy signé sur l'original EMERIE, et FAGUAIS, r. 12 lv.

Procès-verbal du 13 juin 1758. — Nous soussignés Yves Nicolas Belot médecin à Saint-Malo jointement avec François Faguais, chirurgien privé du Roy audit Saint-Malo, certifions nous être transporté ce jourdhuy 13 juin 1758 à un premier cours

10

de maison Grande-Rue pour y visiter le nommé François Mosnier Sr de Bligny, âgé de 34 ans, marchand droguiste audit Saint Malo, lequel nous avons trouvé au lict, le pouls ellevé, et au visage duquel nous avons remarqué une playe de figure transverse, de six travers de doigts de longueur, sittuée sur la joue gauche, laquelle s'étend depuis la commisoure des deux lèvres jusqu'à proche l'oreille gauche, pénétrante les muscles de cette partie, ce qui a occasionné, par la rupture des vaisseaux artériels de cette partie, une hémoragie considérable et à laquelle playe on a fait trois points de suture; Lequel accident croyons avoir été fait par instrument tranchant, comme sabre ou épée bien tranchante ou semblable et de laquelle il ne pourra être guéry que dans le temps et espace d'environ un mois, n'y survenant autres accidents, pour lesquels prévenir il mettra bien en usage le repos, et le régime de vivre qui luy a été prescrit : au chir. traittant, 24 lv. Delivré le present. Signé Belot medecin et F. Faguais chir. du Roy.

C'est le dernier procès-verbal du registre. L'écriture n'est pas la même. Les caractères sont tremblés et pour la première fois peut-être, les experts ont négligé d'indiquer le chiffre de leurs honoraires touchés ou dus.

Les procès-verbaux qui suivent sont de véritables actes de Médecine Légale, avec la désignation des autorités requérantes, qui assistent d'ailleurs aux opérations. Le Procureur fiscal libelle le réquisitoire sur l'ordonnance de l'un des juges des tribunaux établis. Plusieurs pouvoirs en effet se partagent à Saint-Malo, l'autorité ; ce sont : Le Roi d'abord avec son Sénéchal ; l'Evêque et le Chapitre en qualité de propriétaires et co-seigneurs du sol ; enfin l'Amirauté, tribunal spécial établi pour juger de tous les faits maritimes. Les experts requis ne prêtent pas serment car ils sont investis de fonctions officielles : le médecin juré, conseiller du Roi, puis le Lieutenant du premier chirurgien assisté de son greffier, sont toujours désignés. En cas d'absence de l'un d'eux, ou dans des cas qui semblent plus graves, le médecin de la Marine ou le chirurgien de l'Hôtel-Dieu, quelquefois tous les deux, sont commis conjointement avec les chirurgiens habituels.

Dans les cas de réquisitions juridiques, les experts ne reçoivent pas directement leurs honoraires. Les mots « vacations dues » remplacent à la fin des procès-verbaux la somme inscrite toujours dans les cas particuliers. A cette règle, je n'ai trouvé que deux exceptions. Le 23 février 1730, Faguais reçoit 18 livres pour une autopsie faite à Saint-Jacut avec le concours du Sieur Lacroix, chirurgien du lieu : Le 23 juin 1733, assisté d'un seul confrère, il reçoit 36 livres pour une même opération à Saint-Servan.

Ces indications fort vagues et trop peu nombreuses, ne peuvent malheureusement laisser entrevoir sur quelles bases sont payés les experts. Les cas, d'ailleurs, qu'ils ont à apprécier sont, comme nous allons le voir, fort différents et sont loin de présenter tous la même importance.

Du 31 May 1725. — Nous soussignés René B. Emerie, conseiller médecin du Roy à Saint Malo et dépendances, jointement avec F. Faguais, Lieutenant du 1er chirurgien du Roy audit Saint Malo et dépendances et Nicolas Belot, maître chir. et greffier dudit lieutenant et Bertrand Lagoux, maître chir. certifions nous être cedit jour, 31 du present mois de May 1725, transporté au village de Boissouze, paroisse Saint Servan par l'ordonnance de M.M. les Juges de l'Amirauté de Saint Malo et sur le réquisitoire de M. le Substitut de M. le Procureur du Roy pour examiner la cause précise de la mort de Michel Herarlt, chartier de sa profession, âgé de 28 ans qui y avait été transporté-le jour precedent à cause des excès commis en sa

personne, sur la grève, au bas du chemin du pouget ; En conséquence de l'ordonnance du jour precedent, à cause que ledit
cadavre était trop recemment occis. où étant arrivé sur les
4 heures du soir ns l'avons visité partout à l'extérieur sans luy
avoir remarqué aucune playe ni contusion sur toute l'habitude
de son corps à l'exter. à la reserve d'une petite playe de grandeur du quart du bout de doigt avec contusion sittuées sur la
partie supérieure du pariétal gauche à laquelle nous avons fait
une incision circulaire pour en connaître la pénétration à la
faveur de laquelle, nous avons trouvé une contusion ecchymosée avec épanchement de sang dans la substance du muscle
temporal du même côté, et ayant scié le cranc de toutte la tête,
ns avons remarqué le même os fracturé en plusieurs endroits
et du sang épanché entre les membranes et la substance du
cerveau ; laquelle playe et contusion croyons avoir faitte par
instruments contondants et meurtrissant, comme coup de
masse. trique de fagot ou voloir et semblables, avec lequel
frappé de violence a causé la playe exter. la contusion ecchymosée dans le muscle temporal. les fractures dans ledit os, le
déchirement des membranes du cerveau. l'ouverture de ses
vaisseaux et l'épanchement de sang considérable que nous
avons trouvé dans la substance du cerveau, qui a peu causer et
cause la mort prompte et subite dudit cadavre. Ce que nous
attestons véritable et en foy de quoy, avons signé ledit procès
verbal audit Saint Malo, le jour et an que dessus. Ainsy signé
sur l'original R. B. EMERIE, F. FAGUAIS, Bertrand LAGOUX et
BELOT greffier. Vacations deues.

Le cadavre trouvé sur les grèves appartenait à l'Amirauté ; aussi ce sont les juges de ce tribunal qui
ordonnent l'autopsie. Selon la forme presque toujours
employée, le procureur du roi, ou son substitut, requiert
les experts. Notons le renvoi au lendemain des opérations lorsque l'ordonnance est trop rapprochée du décès :
ce délai voulu est indiqué aussi dans plusieurs autres
pièces, sans que le temps qui devait s'écouler entre la

mort et l'examen médico - légal, soit nettement déterminé.

Du 20 decembre 1725. — Ns soussignés R. B. Emerie, conseiller, medecin du roy à Saint Malo et dependances, jointement avec F. Faguais lieutenant du 1er chir. du roy à Saint Malo et dependances, certifions nous être ce dit jour, transporté par l'ordre de Monsieur le Lieutenant général de l'Amirauté de Saint Malo et sur le requisitoire de M. le Procureur du Roy, au cimetièrre de la paroisse de Saint Servan, Evesché de Saint Malo pour y visitter en leur presence un cadavre qui y aurait été inhumé deux jours auparavant et que l'on ns dit avoir été trouvé sur le bord de la mer prosche un village apelé troctin, et l'ayant fait déterrer et sortir de la fosse pour l'examiner avec plus d'attention, l'on l'a d'abord fait dessensevelir et l'ayant ensuite visité par tout à l'extérieur, nous ne luy avons remarqué aucune playe, à la reserve que la surpeau et la peau se séparaient partout en le touchant par la grande corruption dont il était, y ayant plus de 15 jours qu'il était mort, n'ayant plus ni poils ni chairs sur toute la circonférence du visage et de la teste, n'y restant que les parties osseuses ; de plus, nous avons remarqué que ledit cadavre était du sexe masculin, qu'il avait les 2 poignets des 2 mains auxquels il ne restait que des ossements suspendus par quelques restes de ligaments ; touttes les chairs ayant été mangées par les poissons, ce qui nous fait croire que ledit cadavre inconnu a été noyé et mangé comme nous l'avons remarqué par les poissons dit cy dessus. Ce que nous attestons vray, et avons signé le present sur l'original R. B. Emerie et F. Faguais, audit Saint Servan, le jour et an cy dessus Vacations deues.

Dans cette exhumation, faite en présence des magistrats, les experts se bornent à un examen extérieur. Le cadavre était inconnu et sans blessures apparentes, macéré par 15 jours dans l'eau et défiguré par les morsures d'animaux marins. Ils estimaient que l'ouverture du corps n'aurait pu dans ces conditions jeter grande lumière sur les causes de la mort.

Du 12ème juin 1729. — Transporté au bas de la rue de la Harpe dans une allée d'un perruquier pour y visiter un enfant nouveau-né, par ordonnance de M. le Sénéchal de la Juridiction de Saint Malo, et sur le requisitoire de M. le Proccureur fiscal, et pour connaître plus particulièrement la cause de la mort dudit cadavre, ils ont ordonné de le transporter dans l'audience de cette ville pour, en leur presence, en faire l'ouverture ; où étant arrivés, nous avons premièrement remarqué qu'il était du sexe féminin et nouvellement sorti du ventre de sa mère, ayant les vaisseaux ombilicaux coupés et sans avoir de ligature, ce qui a donné occasion à beaucoup de sang épanché le long du ventre, sur les cuisses et jambes. Ensuite pour en connaître plus particulièrement la cause de sa mort, nous avons ouvert le bas-ventre et la poitrine dans laquelle nous avons remarqué par la substance du poulmon qui a flotté sur l'eau, qu'il avait respiré après sa naissance et que la cause de sa mort ne pouvait être que la perte de sang qui a coulé par le cordon de l'ombilic, faute d'y avoir fait la ligature. Attesté vray ledit jour et an que d'autre part. Signé Emerie, Faguais, Bellot. Vacations Deues.

Nos ancêtres connaissaient déjà à cette époque la docimasie pulmonaire, et affirmaient la vie extra-utérine lorsque le poumon surnageait. Dans toutes les autopsies d'enfants nouveau-nés, nous retrouvons la même épreuve.

Du 14 juin 1729. — Transporté par l'ordonnance de Monsieur le Sénéchal de la Juridiction de Saint Malo et sur le réquisitoire de M. le procureur fiscal de la ditte Juridiction à un 2ème cours de maison située au bas de la rue de l'Orme pour y visiter en leur présence un petit cadavre lequel nous a paru être de sexe féminin et dont la nomée Françoise Roux nous a dit s'être délivrée hier au matin ; sur quoy Mrs les Juges nous

ayant ordonné de faire l'ouverture, nous y avons procedé et
remarqué premièrement que ledit cadavre devait être au terme
de 4 à 5 mois du jour de sa conception quoiqu'il nous ait paru
à l'extérieur beaucoup attrophié et vraisemblablement avoir
paty et luy ayant ouvert la poitrine, avons remarqué toutes les
parties bien constituées et formées pour son dit âge ; ensuite,
par les observations requises en pareil cas, avons remarqué
qu'il avait respiré après sa naissance, et que la cause de sa
mort pouvait provenir des accidens de l'avortement arrivé'
l'enfant ayant beaucoup paty au préalable. Ledit jour et an cy
dessus. Signé EMERIE et FAGUAIS à Saint Malo.

Cette observation, dont je n'ai trouvé que peu d'exemples, répond à une préoccupation constante des magistrats de l'époque : la surveillance des femmes enceintes
pour assurer la conservation de leur fruit. Nous verrons
ailleurs les mesures et précautions prises pour arriver à
ce but avec, pour complément, la recherche obligatoire
de la paternité.

Du 19 novemb. 1729. — Fait par l'ordre de M. le lieutenant
général de l'Amirauté de Saint Malo, ouverture, sur les cimettières, d'un cadavre qui y avait été inhumé le jour précedent
de sexe masculin lequel l'on ns a dit s'apeller allain Cabaret
venant de la pesche de la moruc, âgé d'environ 65 ans du côté
de Saint Brieuc, duquel nous avons fait ouverture, present le
Sr Emerie, medecin du Roy, par laquelle avons remarqué I° à
l'intérieur, beaucoup de tasches scorbutiques, mort arrivant
de son voyage, à Saint Malo. Tous les viscères d'une très
mauvaise qualité et altérés, ce qui nous persuade que ledit
Cabaret est mort de fièvre maligne, d'épuisement et d'une
mort natturelle : ainsy signé EMERIE et FAGUAIS. Vacations
deues.

Ce procès-verbal est succint et fort décousu. Il en est

toujours ainsi lorsque le cas semble peu intéressant, ou
que le greffier ne figure pas au rapport.

Du 9 octobre 1731. — Transporté à l'Hôtel-Dieu de cette
ville, par l'ordonnance de M. le Sénéchal de la Juridiction de
Saint Malo, sur le réquisitoire de M. le Procureur fiscal pour
y visiter un cadavre décédé le jour de devant, lequel l'on nous
a dit s'apeller Louis, âgé d'environ 20 à 22 ans, à l'extérieur
duquel nous n'avons rien remarqué qui ait pu contribuer à la
mort, et pour en connaître plus particulièrement la cause,
nous luy avons ouvert, en leur presence, le ventre et la poitrine, à la faveur de laquelle ouverture avons remarqué les
intestins gangrenés, l'épipleon consommé, et les autres viscères
gatés ; laquelle altération nous persuade que ledit Louis est
mort d'une fièvre lente et maligne, laquelle l'a fait périr.
Attesté vray le jour et an que dessus. Ainsy signé EMERIE,
FAGUAIS et Bertran LAGOUX chir. dudit Hôtel-Dieu. Délivré
gratis.

La mention « délivré gratis » existe à la fin de deux
rapports seulement dans tout le registre. L'autre procès-
verbal a trait à un ouvrier employé aux fortifications et
qui tomba accidentellement dans une fosse d'aisances où
il fut asphyxié. D'autres opérations médico-légales faites
à l'Hôtel-Dieu, ou au Rosais en Saint-Servan, sont suivies de la formule habituelle « vacations deues. » La
gratuité n'est donc point une faveur spéciale, réservée
aux hôpitaux. D'ailleurs nos ancêtres n'en sont point pro-
digues, et je ne sais à quel mobile ils ont pu obéir en
ces deux circonstances. A noter aussi la présence de
Lagoux, chirurgien de l'Hôtel-Dieu, à cette autopsie faite
pour un cas qui semble relever plutôt de la médecine que
de la chirurgie.

Du 15 janvier 1734. — Nous soussignés Emerie, Faguais,

médecin et chir. du Roy à Saint-Malo et dépendances. Certifions nous être transporté ce dit jour, sur le réquisitoire de M. le Procureur fiscal des reguères de l'évêché et par ordonnance de M. le Sénéchal de laditte Juridiction, à la Geolle de cette ville pour y visiter le nommé Jean Babtiste du Murier, geolier de laditte prison, à cause des excéez arrivéez en sa personne ce matin environ les trois heures : à la poitrine duquel nous avons remarqué quattre playes ; la 1ere de grandeur d'un bout de doigt, pénétrante dans les chairs de 2 travers de doigts située sur la mammelle gauche ; la 2eme de pareille grandeur et égallement pénétrante, sittuée sur la mammelle droite ; la 3eme et 4eme d'un petit bout de doigt de grandeur, pénétrante dans les téguments, sur le sternum, partie moyenne du thorax ; de plus, 2 autres playes, la première de grandeur d'un bout de doigt pénétrante dans les chairs de deux grands travers de doigts située sur l'omoplate gauche ; la 2eme de pareille grandeur et pénétration, située sur l'épine du dos, à l'endroit de la 7eme à 8eme vertebre dorsale ; De plus à la main gauche, trois petites playes pénétrantes dans les téguments, proche les unes des autres, autour des doigts de laditte main ; plus à la même main, une 4eme playe, de figure longitudinale de grandeur d'un travers de doigt pénétrante dans les chairs, située entre le poulce et le doigt index de laditte main ; touttes lesquelles playes nous croyons avoir été faittes par instruments tranchants et perçants, comme couteau, ganif ou semblables, et desquelles il ne pourra être gueri que dans le temps et espase de trois semaines, n'y survenant autres accidents, et pour les quels prévenir, il sera saigné et vivra de regime pendant ce dit temps.

De plus, avons aussi visité Jeanne Quedeville, son épouse, et avons remarqué à sa main gauche une playe transverse de grandeur d'un bout de doigt, pénétrante dans les chairs, sittuée proche la 1ere articulation du petit doigt de la main gauche, de plus 2 autres petites playes cutanées sur le petit doigt de laditte main ; ces dittes playes faites par les mêmes instruments cy dessus et lesquelles elle ne sera guérie que dans 12 à 15 jours, et croyons qu'il peut appartenir au chir.

fraittant 24 lv. Attesté vray. ledit jour et an que de l'autre part.
Vacations deues.

Le geolier et sa femme avaient été blessés par un fou
furieux, Suédois d'origine, qui fait l'objet d'un examen le
29 janvier. Il est dit « atteint d'affection maniaque dont
« la cure est très-difficile et dont les suittes sont non
« seulement à craindre pour luy. mais pour les assistans,
« et pour lesquelles prévenir il sera veillé et observé de
« près, et usera d'un grand regime avec les remedes
« nécessaires en pareil cas. » On ne nous dit point quels
étaient ces remèdes. Il est à remarquer que, même après
un attentat criminel commis par un fou, il n'est pas
question à cette époque de mesures coercitives.

Du 7 mars 1739. — Ns soussignés R. B. Emerie, conseiller
medecin du Roy à Saint Malo, jointement avec François
Faguais et Jacob Lagoux, chir. de la Marine à Saint Malo,
certifions nous être transporté ce jourdhuy septième mars 1739,
par l'ordonnance de M. le Lieutenant général de l'Amirauté de
Saint-Malo et sur le requisitoire de M. le Procureur du Roy
audit siège, sur les cimettières de cette ville pour y visiter en
leur presence, le corps mort d'un homme, âgé d'environ 50 à
55 ans qui a été retiré de dessus les sables au bord de la mer
et duquel nous n'avons pu scavoir le nom *(depuis l'on a aprens
le nommer)* et en le visitant partout à l'extérieur luy avons
remarqué au visage, le nez. la bouche, les yeux touttes dillacerées et arrachées, égallement presque toutte la chair qui couvre
la teste emportée et le crâne tout découvert; la chair des
bras, des jambes tous dillacerée et emportée, même les parties
charnues du côté gauche touttes égallement dillacerées et em-
portées; et pour examiner plus particulièrement la cause de
mort dudit cadavre et sy les playes extéri. de la poitrine y
avaient pénétré, nous avons fait ouverture du bas ventre, et de
la poitrine dans laquelle nous avons observé qu'il n'y avait
aucune pénétration de l'ext. à l'inter. d'ycelle. ayant seulement

le poulmon gonflé et adherent du côté droit à la plevre ; dans le bas-ventre, avons trouvé dans l'estomach beaucoup d'aliments assez humectés, mais sans apparence d'avoir avallé beaucoup d'eau ; touttes lesquelles circonstances nous font juger que *ledit corps est tombé ou a été jetté à la mer sous laquelle il a été suffoqué faute de respiration*, et à l'égard de touttes les dilacérations extérieures, elles ont été occasionnées *par le séjour qu'il a fait dans la mer et auxquelles les poissons ont travaillé.* Ce que nous attestons vray, ainsi signé sur l'original, Emerie, Faguais et Jacob Lagoux. Addition audit procès verbal pour la cause de mort occasionnée par la perte totale de son sang à l'occasion des grandes playes extérieures faites par morsures de chiens, lesquels ont déchiré tous les vaisseaux sanguins. Ratures cy dessus approuvées.

Ce procès-verbal est certainement l'un des plus curieux pour l'histoire locale. Nous voyons nos confrères attribuer d'abord la mort à la noyade, les plaies à la dent des poissons. Cependant l'estomac ne contient que peu d'eau, et les grands délabrements constatés semblent hors de proportion avec la taille des poissons de nos côtes. Puis le diagnostic change : le cadavre est reconnu ; on omet de nous dire son nom, mais les conclusions sont raturées (*en italiques* dans notre texte). Faguais et Emerie, après un examen plus attentif et peut-être une enquête sérieuse, déclarent que ce sont des chiens qui ont dévoré à moitié le cadavre trouvé sur les sables.

On a chansonné les chiens de Saint-Malo, cette féroce milice à quatre pattes embrigadée pour défendre la Ville ! En réalité, le rôle des chiens du guet, bien qu'effectif, fut plus modeste. Ils remplaçaient avec avantage la police sur les grèves, lorsque la marée baissante laissait à sec, sur le sable, les vaisseaux souvent chargés de riches cargaisons. Lâchés à jeun, à la tombée de la nuit, ces robustes dogues n'obéissaient qu'à la voix ou à la trompe de leur chiennier. Malheur au malfaiteur ou à l'imprudent qui se hasardait hors la ville, le couvre-feu sonné. Les chiens affamés ne discernaient pas l'innocent du coupable, et leur férocité ne laissait passer ni le maraudeur, ni le pilleur d'épaves, ni le bourgeois ou le négociant affairé. Ce n'était certes pas la première fois qu'ils dévoraient un homme et quelques jours après, le 5 juin 1739, les experts ne se trompent plus devant un nouveau cadavre mutilé.

Ce corps de police vigilant et incorruptible, mais trop inconscient, fut supprimé en 1770. A l'occasion d'un dernier crime, ils expièrent par le poison tous leurs méfaits, sans que leurs réels services aient pu leur faire accorder des circonstances atténuantes.

Ce 9 7bre 1742. — Ns soussignés, René Balthazar Emeric. conseiller medecin du Roy à Saint Malo, jointement avec François Faguais, chir. juré du Roy audit Saint Malo et dependances certifions nous être transportés ce jour 9 7bre 1742 par l'ordonnance de M. le Sénéchal de la Juridiction des reguères de l'éveschè et sur le réquisitoire de M. le Procureur fiscal de laditte juridiction, à l'Hôpital du Rosais, paroisse de Saint Servan pour y visiter un cadavre mort du jour precedent, lequel on nous a dit s'appeler Leon Geslin âgé d'environ 26 à 27 ans, auquel lieu étant arrivé, nous l'avons examiné à l'exter. du corps et luy avons trouvé une plaie pénétrante dans la capacité du bas-ventre obliquement, de grandeur de trois bouts de doigt, avec portion de l'épiplèon auquel le chir. qui l'avait pansé avait fait la ligature après avoir réduit l'intestin qui l'accompagnait, en prolongeant par art la première ouverture pour en procurer plus aisément la reduction ; laditte playe située dans la région lombaire gauche à 4 doigts de l'ombilic. Et pour connaître plus particulièrement la cause de mort dudit cadavre, nous avons fait l'ouverture du bas-ventre, lequel nous avons trouvé remply de quantité de sang, partie coagulé et l'autre encore fluide, et après l'avoir tout retiré de cette cavité, nous avons parcouru le canal intestinal lequel nous avons trouvé percé et ouvert en 7 ou 8 differents endroits par la sortie des matières que nous avons remarqué se repandre dans le bas-ventre; laquelle playe ns croyons avoir été faitte par instruments picants et tranchants, comme épée, couteau ou autre de mesme natture, et a causé la mort audit Leon Geslin peu de temps après l'avoir ressue. Attesté vray le jour et an que cy dessus. Signé EMERIE, FAGUAIS sur l'original delivré aux parties requerantes. Vacations deues.

Il y a eu dans ce cas une ébauche de traitement rationnel. Le chirurgien a réduit l'intestin et lié l'épiploon. Les perforations de l'intestin lui ont échappé et auraient causé la mort du malade, si l'hémorragie n'avait pas précipité le décès.

Du 2 avril 1743. — Transporté à Saint Coulomb par l'ordonnance de Monsieur de Saint Joan de Siochan, conseiller et juge du siège royal de l'Amirauté de Saint Malo et sur le réquisitoire de M. le Procureur du Roy de laditte juridiction pour y visiter un cadavre inhumé dans le cimettière de ladite paroisse depuis 15 jrs. auquel lieu étant arrivé, il a été exhumé en presence de Mrs les Juges, après quoy, l'ayant découvert, nous avons remarqué être du sexe masculin et s'appeller Désiré Dubois employé dans les fermes du Roy, ns l'avons visité partout à l'extérieur sans avoir remarqué aucunes playes ni fractures, mais ayant la face très gonflée et livide particulièrement toute la partie latterale gauche de la teste jusqu'à la machoire du mesme côté et pour connaître plus à fond la cause de mort dudit Dubois, nous luy avons fait ouverture de la poitrine et du bas-ventre, dans le 1er, avons remarqué les deux lobes du poulmon très gonflés et d'un rouge vif à l'intérieur avec beaucoup d'eau un peu rouge dans les 2 cavités de la poitrine denotant une hydropisie ; dans le bas-ventre, nulle tension, l'estomach ne renfermant que des aliments; touttes lesquelles circonstances nous font connaître que la cause de

mort a été causé premièrement par chutte dans l'eau dans
laquelle il a été suffoqué et par hydropysie, la respiration luy
ayant manqué, et sans croire qu'aucune autre cause externe y
ait contribué, l'état des doigts des deux mains très blancs et
lavés le faisaient suffisamment connaître. Attesté vray, signé
EMERIE, FAGUAIS et LAGOUX et délivré le jour cy dessus.
Vacations deues.

Il est probable que les experts avaient eu des renseignements précis sur l'accident qui avait déterminé la
mort de Dubois, car il semble difficile d'admettre leurs
conclusions, très affirmatives, après un délai de 15 jours
pendant lesquels la putréfaction avait fait son œuvre.

Du 3 juillet 1749. — Ns soussignés F. Faguais, chir. juré
du Roy, commis aux raports à Saint Malo et dependances,
jointement avec Pierre Le Roux, maître chir. à Saint Servan,
nommé d'office, certifions nous être transporté audit lieu de
Saint Servan par l'ordonnance de Mrs les Juges de la Juridiction du vénérable Chapitre de Saint Malo et sur le requisitoire
de M. le Procureur fiscal de laditte juridiction, à un 1er cours
de maison au bas-Sablons dans une petite rue de traverse qui
va se terminer à la grève, visiter le cadavre d'une fille nommée Marguerite Toanon âgée d'environ 25 ans ; auquel lieu
étant arrivé, nous avons trouvé ledit cadavre étendu dans la
place, après quoy, l'avons en presence de Mrs les Juges, examiné partout à l'extérieur du corps, auquel n'avons remarqué
ni playes ni excoriations à l'exception de la teste et du col,
auxquelles parties avons trouvé la face être extremement tendue,
gonflée et livide, un excrement gluant, rougeâtre sortant en
abondance par les narines, toute la circonférence du col très
tuméfiée avec l'impression profonde dans toutte laditte circonférence de la corde qui s'y est trouvée lorsquelle a été descen-
due dans laditte chambre, et à laquelle elle a été trouvé sus-
pendue et que l'on nous a apparue : de sorte qu'après avoir
examiné avec attention touttes les cy dessus égallement touttes

les parties extérieures dudit cadavre nous avons reconnu que
la cause de mort de cette fille a procédé du lac courant luy
trouvé au col lequel a arreté le cours du sang également
celuy de la respiration, ce qui l'a suffoqué. Attesté vray. Signé
sur l'original Délivré le jour marqué cy dessus. F. FAGUAIS et
Pierre LE ROUX Vacations deues.

Les experts signalent ici les deux véritables causes de
la mort, l'arrêt de la respiration et la compression des
gros vaisseaux du cou. A noter la présence de Pierre Le
Roux, chirurgien à Saint-Servan, nommé d'office. (Emerie cesse d'être signalé à partir du 14 juillet 1746. Nous
l'avons vu exerçant déjà en 1696.)

J'ai rencontré dans mes recherches, notamment aux
Archives de l'Amirauté, conservées au Tribunal de Commerce, dont le président, M. G. Saint-Mleux, a bien
voulu me permettre l'accès, nombre de procès-verbaux
du même genre, mais j'ai hâte de mettre fin à cette
longue énumération un peu fastidieuse et pourtant nécessaire. J'en demande pardon à mes lecteurs. Cependant
j'estime qu'une étude sérieuse doit présenter les documents exacts et ne point viser uniquement à l'intérêt.

Cette dernière pièce indique un relâchement survenu
dans les habitudes des experts, une moindre précision
dont nous retrouvons les traces sous la Révolution.

L'an mil sept cent quatre vingt onze, le premier jour de
Septembre, nous soussignés. maîtres en chirurgie à Saint
Malo, et commis par Son Altesse Serenissime Monseigneur le
Duc de Penthièvre, pour la visite des corps trouvés noyés au
bord de la mer, certifions nous être transportés vers les trois
heures de l'après midi, de l'ordre et en compagnie de M.M.
les Juges du Siège Royal de l'Amirauté de Saint Malo, au dessous du Fort Royal et à son Ouest, où nous avons trouvé le
cadavre d'un enfant nouveau-né, ayant la teste mangée, la

partie inférieure de la poitrine et le bas ventre jusqu'au intestins, ainsi que les parties de la génération, qui, malgré cela,
ne nous a pas empéché de reconnaître le sexe féminin et qu'il
y avait environ huit jours qu'elle était noyée. A Saint Malo
ledit jour et an que dessus.

LE MESLE. GOUARD.

CHAPITRE V

La Médecine en ville et à la mer.

§ I

La Médecine en ville.

Sous ce titre général, je réunirai en un même chapitre tous les documents jusqu'en 1769, soit publics soit particuliers, qui peuvent éclairer et renseigner les curieux de l'Histoire sur l'art de guérir à Saint-Malo et aux environs.

A cause de la diversité des sujets, et des dates souvent fort espacées, il me semble impossible de suivre un ordre chronologique. J'essaierai de grouper les faits de même nature; ce sera une utile comparaison à bien des années de distance, et le moyen souvent de se rendre compte du progrès et des changements effectués.

Les lacunes seraient heureusement comblées, si d'autres, patiemment, se livraient aux mêmes recherches dans des villes voisines où des archives importantes et heureusement classées sont à leur disposition.

1° MÉMOIRES D'HONORAIRES ET IMPOSITIONS.

Les Hospices de Saint-Malo possèdent dans leurs vieux contrats une note d'honoraires datée de 1682; cette

11

pièce est un mémoire fourni après le décès du malade. Il a été signifié par Jean Costard, sergent de la Juridiction de Saint-Malo, à noble homme Thomas Salmon, sieur du Bois, tuteur de l'enfant mineur du sieur de la Garde-Angot, héritier bénéficiaire de son père :

Mémoire des visites que i ay faictes à Mr. de la Garde-Angot en trois circonstances depuis le 19ème d'Avril jusques au jour de sa mort année 1682.

Le 19ème d'Avril deux visites chasque jour jusques au quinzième de May, qui font cinquante et quatre visites.

Le 30ème du mesme moys de mai recommencé trois visites tous les iours par la volonté du malade jusques au 9ème de Juin qui font 30 visites.

Le 2ème de Juillet recommencé à faire les visites au nombre de trois chasque iour par la volonté du malade jusque au iour de son décez qui font 45 visites.

129 visites.

Plus relevé une fois la nuict 3 lv.

Plus fourny des remedes pour faire des iniections 7 lv.

Somme toute 74 lv. 10 s.

Dubuisson.

L'année suivante, M. Salmon, tuteur du mineur Angot, convoque le conseil de famille et demande, avec une pension pour son pupille âgé de douze ans, la permission de faire tailler l'enfant, fort incommodé de la pierre, de l'avis des médecins, chirurgiens et experts. (28 août 1683.)

Les archives de l'Hôpital sont muettes malheureusement sur le résultat de cette démarche qu'il serait fort intéressant de connaître.

En comptant bien, ce total de 74 lv. 10 s. ramène à 10 s. le prix de la visite le jour. Même en tenant compte

de la valeur plus considérable de l'argent, cette somme
est certainement modeste. La visite de nuit taxée 3 lv.
semble, toutes proportions gardées, plus rémunératrice.
Mais qu'il devait faire sombre à cette époque, dans les
petites rues de Saint-Malo !!! Que d'obstacles à éviter,
au moment où les ordonnances de police réglementaient
officiellement, dans la ville, la rentrée au logis, des co-
chons qui vaguaient librement sur la voie publique ?

Cent ans après, de vagues lanternes s'allument aux
carrefours, et le médecin, à la lueur d'un traditionnel
falot, peut sans trop d'encombre se rendre chez son
client. Le prix des visites est doublé. J'en trouve la
preuve, dans un sac de procureur, longtemps perdu au
fond d'un grenier, et qui contient, entre autres choses,
l'histoire juridique d'un certain maître Pasquier, dont je
distrais la partie médicale.

M. Pasquier, maître en fait d'armes à Saint-Malo,
meurt en 1785, laissant surtout des dettes. Il avait été
longtemps malade comme en témoigne le mémoire de son
apothicaire, de ses médecins et chirurgien.

La note d'honoraires de M. Bougourd, médecin, pour
la dernière maladie, se monte à 147 lv. du 27 mai au
5 octobre ; les visites sont notées jour par jour et le mémoire est présenté à la succession bénéficiaire, par Lemoine, sergent de la juridiction, « à ce que foisant
« droit en ses presents moyens il soit dit et ordonné que
« sur les déniers dépendants de la succession bénéficiaire
« dudit feu sieur Pasquier, il sera payé par preference de
« la somme de cent quarante sept livres pour visittes
« par lui faites pendant la maladie dudit sieur Pasquier
« avec intérêts de même que ses depens aussi par pré-
« férence, sous ses offres d'affirmer, si requis est,
« que ladite somme lui est légitimement et entièrement
» due. »

Dans une note récapitulative des dettes, je trouve les indications suivantes :

« Le sieur Macé, médecin : on ignore ce qui lui est dû. — Mémoire.

« Le sieur Quesnel, chirurgien : on ignore ce qui lui est dû. — Mémoire.

« Le sieur Fanonel, apothicaire : 120 lv. 12 sols. »

Le mémoire du Sieur Fanonel, apothicaire, est très détaillé en six pages serrées. Il indique les prix des médicaments divers à cette époque.

J'en copie ci-après différents extraits :

Mémoire des médicaments fournis à M. Pasquet,
par Fanonel, apothicaire.

1783 janv. 9	Une medecine en deux verres avec ses plantes amères, senné, sel depsum de chaque deux gros, deux onces de manne. .	1 lv.	4 s.
Juin 13	Douze sensues.	2	8
	Une chopine de limonade.. . . .		8
	Senné, cristal minéral, de chaque une once trois onces vin émétique.	1	8
14	Deux grandes emplatres vessicatoires.	1	10
	Une once agaric de chêne. . . .		5
	Un lavement émétique avec senné, cristal minéral de chaque une once, 3 onces vin émétique. . . ·	1	8
15	Une médecine, avec deux gros senné, 4 gros sel d'epsum, 2 onces manne, demi gros Jalap.	1	4
	Quatre onces onguent supuratif.		16

Juin		Quatre gros sel d'epsum.. . . .	4 s.
	16	Un lavement avec trois gros senné, 4 onces vin Emétique. .	19
		Sa medecine, idem.	1 liv. 4
		Quatre gros sel d'epsum.	4
	17	Une medecine en deux verres avec six gros senné, une once sel d'epsum, 3 onces manne, un gros Jalap..	1 14
	18	Quatre onces onguent supuratif.	16
		Six sensues..	2
	20	Trois gros sel d'epsum.	3
	21	Quatre onces d'onguent supuratif.	16
	22	Une medecine avec quatre gros senné, six gros sel d'epsum. 3 onces manne 1/2 gros Jalap.	1 8
	23	Quatre onces onguent supuratif.	14
	25	Quatre onces idem.. . . .	16
	27	Deux gros sel d'epsum.	2
		Quatre onces onguent supuratif.	16
	28	Deux gros sel d'epsum..	2
	29	Quatre onces onguent supuratif.	16
	30	Une medecine avec senné, et d'epsum de chaque deux gros, 2 onces manne. un scrupule, Jalap.	1 4
			24 lv. 9

Ce bilan du mois de juin est fort suggestif et M. Pas-quier a été médicamenté selon l'art ; les saignées ne venant pas grossir la note de l'apothicaire.

Le mémoire se continue ainsi sur six pages serrées, mais je noterai simplement quelques formules avec leurs prix :

1785 av.	13	Suc de Bourrache, huit onces : de cerfeuil, 2 onces, sel de Glaubert trois gros, sirop des cinq racines, demie once.. . .	1 lv.	4 s.
	27	Dix huit pilules faites avec cloportes, squile de chaque demie gros. sel denita un gros, sirop des cinq racines, quantité suffisante..	1	
Mai	12	Vin au tilsidrop, 4 onces.. . . .	1	
	19	Six pilules faites avec scille, gomme ammoniac, de chaque un scrupule, sel de tartre dix huit grains, canelle, douze grains, sirop des cinq racines, sa quantité.		16
Juillet	3	Une pinte suc depuré de Bourrache.		15
	6	Suc de Bourrache idem ; Kina demie once, fleur de sureau 2 scrupules.	1	9
Juillet	24	Quatre pilules faites avec scille un grain, gomme gutte deux grains, tartre vitriol dix grains, rhubarbe huit grains sirop de nerprun.	12	
Aout	21	Emplatre Déapaline..	8	

A cette époque, les hommes de l'art étaient déjà créanciers privilégiés. M. Bougourd se réclame de cette coutume à la suite de sa note d'honoraires et le sieur Fanonel la précise en ces termes :

Dit devant vous, Messieurs les Juges de ladite juridiction, que ledit Sieur Fanonel est intervenu aux suites dudit bénéfice, afin de se faire payer de la somme de cent vingt livres

douze sols, luy dues pour le montant des médicaments par luy
fourny audit Sieur Pasquier pendant sa dernière maladie depuis le mois de Janvier 1783 jusqu'au cinq octobre 1785 et dont
il est bien fondé à demander le payement par privilège et préférence à tous autres créanciers, conformement à l'art. 581 de
Notre Coutume qui même autorise à faire vendre des meubles
pour payer de pareilles dettes s'il ne se trouve pas de deniers
dans les successions afin d'éviter tout retardement, sans être
obligé d'attendre les formalités ny l'invitatoire. Cependant le
Sieur Fanonel n'a point profité de la voie que lui enseignoit
cette loy et a attendu jusqu'au present pour conclure.

Je rapporte à dessein et par comparaison de ces notes
payées par privilège, le modeste reçu ci-après, signé
dans des temps troublés :

J'ai reçu du citoyen Le Roy, en acquit des héritiers Herisson
la somme de quatre livres dix sols pour l'acquit de la moitié
de ma créance sur lesdits héritiers, montant à mil livres en
total et en assignats dont je les tiens quittes, ayant reçu l'autre
moitié sans aucune réservation; à Saint-Malo, ce 3 Frimaire;
l'An VIIIeme.

Le Breton, offr. de Santé en Saint Coulomb.

En janvier 1807, M. Blachier, docteur en médecine,
présente un mémoire modeste :

Pour l'accouchement de Madame le 12 et 9 visites les jours
suivants 18 Livres.

Après avoir indiqué les recettes, il est juste d'indiquer
les charges. Les impôts paraissaient trop lourds aux
apothicaires, aussi en 1747, ils présentent à l'Intendant
de Bretagne la requête suivante :

Les marchands apothicaires de la ville de Saint Malo, assem-

blés aux fins des avertissements leurs donnés de la part de
Monseigneur l'Intendant pour le Roy en cette province de Bretagne, déclarent au greffe de la Subdélégation audit Saint
Malo que lesdits apoticaires au dit Saint-Malo, sont : scavoir :

François Jacotard qui paie de capitation Quarante livres.

René Noizet capité à douze livres.

Charles Moulin, capité à vingt sept livres.

La Veuve Gaudron et son fils, tenant la même boutique,
capités à soixante dix sept livres.

François Siméon des Vergers, capité à six livres.

Charles Chédeville, capité à vingt sept livres.

François Ayen, qui demeure à présent à Malicorne, et qui a
été obligé de prendre la navigation, sa profession ne le pouvant faire subsister en cette ville où il n'est plus capité.

François Desnergene, capité à 17 livres.

La Veuve des Douets pénot très pauvre et hors d'état de
payer même la capitation.

Les cy dessus nommés suplient Monseigneur l'Intendant de
considérer qu'ils sont en bien petit nombre pour payer la taxe
de neuf cent soixante livres à quoy ils sont employés dans le
roolle ; qu'ils ne font pour ainsy dire rien de leur profession,
les chirurgiens, les marchands droguistes et les sœurs grises
fournissants et composants presque tous les remèdes aux
malades ; dans cet état, Monseigneur, les susnommés suplient
très humblement Votre Grandeur. Monseigneur, de vouloir
bien leur octroyer diminution de la taxe dont il est cas.

Délibéré à Saint Malo, le 12 Xbre 1747 (Arch. Municip.
H H. 26).

2° Empiriques et Rebouteux.

A côté des médecins et chirurgiens, régulièrement
diplômés, se glissaient des charlatans qui, profitant,
comme à toutes les époques, de l'engouement du public
pour tout ce qui est mystérieux, de l'attirance spéciale
pour tout ce qui sort des pratiques médicales ordinaires,

essayèrent de capter à leur profit la confiance des malades.

Les malheureux patients, atteints d'affections chroniques douloureuses, si difficiles même à soulager, sont les premières dupes de ces empiriques. Souvent le traitement changé, les pratiques mystérieuses ou tout au moins inaccoutumées agissent cérébralement sur la sensibilité nerveuse. L'imagination hypnotise la douleur, et une sédation passagère, mais qui semble merveilleuse, enchante le malade qui donne à son sauveur tous les certificats élogieux désirés.

Malgré notre arsenal de lois, les médecins sont mal armés contre ces trompeurs. De nos jours nous sommes désunis; la confraternité n'est trop souvent qu'un vain mot, et l'on regarde d'un œil ironique le praticien qui désire obtenir de la loi la protection à laquelle il a droit par son diplôme.

Autrefois, au contraire, les Confréries formaient de véritables syndicats jalousement fermés. Il n'était point permis de s'en écarter et de s'isoler. Chaque médecin, chaque chirurgien devait, avant d'être reçu, jurer de maintenir les droits de la communauté et d'en subir les charges. C'était une grave atteinte, il est vrai, à la liberté individuelle. Mais il semble que les avantages surpassaient les inconvénients, puisque, après usage de la liberté entière, on revient de toutes parts aux associations médicales. Le mot Syndicat seulement a remplacé Confrérie.

Nous allons voir la Confrérie des médecins aux prises avec les charlatans et épuiser toutes les juridictions pour obtenir réparation et justice.

Memoire pour les Medecins, les Chirurgiens et les Apoticaires de Saint Malo appellans de sentence rendue par le Bureau de Police de la dite Ville le 23 juin 1753, et en adhérant d'autre sentence rendue le 13 et de délibération de la Communauté du 22 du même mois,

Contre François Viale, se disant Religieux Hospitalier de l'Ordre de Saint Camille dans l'Etat de l'Eglise, intimé. (Imprimé en 1754.)

Un inconnu qui promet de guérir toutes les maladies incurables est venu d'Italie s'établir à Saint-Malo. Cet étranger, qui se fait nommer François Viale, exerce publiquement la médecine depuis trois ans.

L'Inutilité des remèdes de cet empyrique et même leurs effets dangereux, n'ont pas détrompé cette portion du Public toujours aveugle, parcequ'elle est toujours ignorante et avide de nouveauté. Un aveuglement si opiniâtre a forcé les trois corps qui exercent la médecine à Saint Malo de reclamer l'autorité des Loix contre le frère Viale.

Ils presentèrent une requête aux juges de Police le 1er Juin 1753. Ils attachèrent à cette requête l'Édit du mois de mars 1707, portant Reglement pour les Facultés de Medecine du Royaume. Ils demandèrent qu'il fut fait defenses au frère Viale d'exercer les professions de medecin, chirurgien et apoticaire ; de voir et visiter aucuns malades ; de vendre ou distribuer aucuns remèdes et qu'il lui fut enjoint de se retirer de la Ville sous un bref délai.

Cette requête fut renvoyée au prochain Bureau de Police par Ordonnance du 5 Juin 1753. Il se tint un bureau le 13 : le Frère Viale y produisit un Mémoire et des certificats en sa faveur. Au lieu d'ordonner qu'ils seraient communiqués aux Médecins, Chirurgiens et Apoticaires, le Bureau délibéra que le tout serait communiqué à M. le Maire, pour avant autrement faire droit, scavoir l'avis de la Communauté au sujet dudit Frère.

Le Frère Viale produisit son Mémoire et ses certificats à la Communauté de Saint-Malo Il obtint le 22 Juin la délibération suivante : « L'Assemblée, après avoir vû les differens certificats des principaux habitans de cette Ville, et même de plusieurs Membres de cette Communauté, elle n'a pû s'empêcher de reconnoître que ses services avoient été utiles au Public. »

Le Bureau de Police s'assembla dès le lendemain. Il rendit une sentence définitive conçue en ces termes. « Le Bureau, ayant égard aux certificats produits par le Frère François Viale, attestant ses succès en différentes cures difficiles, aux Maladies Chroniques, Scrofuleuses et scorbutiques, Hernies, Rhumatismes Goutteux, par le moyen des Ptisanes, Bains aromatiques et de vapeur, usage et application de Simples. à la qualité desdits remêdes et à leur utilité en cette Ville, à cause de sa position et navigation, a permis, sous le bon plaisir de la Cour, audit Frère, d'en user comme au passé pendant un an, avec defenses à lui d'excéder ladite Permission, ni d'exercer dans cette Ville l'Art de la Medecine, sous les peines portées par les Edits, Arrêts et Reglemens..... »

Il est certain que le Frère Viale n'a ni Lettres de Licence, ni maîtrise. Il ne peut donc exercer aucune partie de la medecine. Les Juges de Saint-Malo devaient en être convaincus par la seule lecture de l'Edit de 1707.

L'Article 26 porte que nul ne pourra, sous quelque prétexte que ce soit, exercer la Medecine, ni donner aucun remède, même gratuitement, s'il n'a obtenu le degré de Licence dans quelque Faculté... à peine de 500 lv. d'Amende.

L'Article 29 interdit l'exercice de la Medecine aux Religieux mendians et non mendians. Sa Majesté ordonne que l'Amende encourue par les non mendians sera payée par le Monastère où ils demeurent, et que les mendians seront enfermés dans une Maison de leur Ordre, éloignée de vingt lieues au moins du lieu où ils auront pratiqué la Medecine.

L'Article 28 de l'Édit de 1707 defend aux Juges Royaux et à ceux des Seigneurs de permettre l'exercice de la Medecine à

d'autres que ceux qui justifieront avoir obtenu le degré de
Licencié. Cette defense est faite aux Juges à peine d'interdiction.....

On connaît les Ecoles où se sont formés les Boerhaave, les
Sydenam, les Chirac. On connaît les Ouvrages où ils ont puisé
la science de la Medecine. Pour les charlatans, ils n'ont ni
maîtres ni guides. Supérieurs à toutes les méthodes, ils ne
s'attachent qu'aux maladies incurables. Leur art n'a ses principes, ni ses règles dans aucun ouvrage connu. En un mot, ils
exercent une medecine inspirée.

Peu s'en faut que le Frère Viale ne l'avoue lui-même dans le
mémoire qu'il a remis aux juges de Saint-Malo et sur lequel
les Medecins ont été condamnés sans être entendus. Il convient
que les maladies qu'il se vante de guérir sont du ressort de
la Medecine ; mais il ajoute que la manière dont il les a traitées lui est particulière et n'a rien de commun avec celle des
medecins. Il prétend que ses bains de vapeur sont composés
d'Herbes inconnues qu'il va cueillir lui-même dans les campagnes. Il possede, dit-il, des secrets aussi singuliers qu'in-
connus. Il apporte en preuve un remède qui se fait avec des
crottes de souris, qui a soulagé beaucoup de personnes à
Saint Malo.

Et cependant, Céleste Frezil, fille d'un menuisier de
Saint-Malo, était attaquée d'une paralysie dans les
jambes. Le frère Viale lui fait prendre des bains chauds
« à la deuxième ou troisième fois ; il la brûla à mettre sa
« vie dans un danger évident de mort, ce qui fut arrivé
« sans le secours d'un maître chirurgien de Saint-Malo,
« sur le refus de plusieurs autres de l'entreprendre dans
« l'état désespéré où elle était réduite, ce qui a coûté à
« sa famille des soins extraordinaires. »

L'un des juges de Pont-Croix, le sieur Corre, menacé
d'une paralysie à la jambe, a subi un plus cruel sort.

Le Frère Viale lui ordonne un de ces bains que les juges de Saint Malo annoncent dans leur sentence comme des remèdes très salutaires. Deux bouteilles de vin blanc que burent l'Empirique et le patient furent le seul préparatif d'un bain composé d'huile, d'aromates et d'eau-de-vie Ce bain était si brûlant qu'il fit jetter des cris perçans au malade. Il demanda qu'on le retire. Il dit, ce sont ses propres termes, il dit qu'on l'échaude, qu'il est en faiblesse, qu'il se meurt. Un domestique vient aux cris de son maître; chassé par le Frère Viale, il va chercher du secours au dehors. On entre en tumulte dans la maison. On trouve le malade mort dans son bain. On voulut l'en tirer, sa peau se détachait partout où on portait la main. Un spectacle si touchant anima le peuple. Le frère Hospitalier allait être lapidé, lorsqu'il se précipita dans une église, comme dans un lieu d'asile.......

Je me borne à ces citations éloquentes. Malgré tout, le charlatan eut gain de cause. La Cour l'autorisa à traiter pendant un an, à compter du jour de la notification de l'arrêt, les maladies chroniques, scrofuleuses, scorbutiques et rhumatismes goutteux seulement. (29 may 1754.)

Cet arrêt extraordinaire fut obtenu grâce à la protection du maire de Saint-Malo. Dans une lettre adressée le 8 octobre 1753 à l'Intendant de Bretagne, M. Picot, Maire, dit en faveur du frère Viale :

Les juges de Police ont toléré encore un an son séjour dans cette ville; sa manière de traiter étant differente de celle des medecins. Il soigne les pauvres par charité, et ne reçoit des riches que les aumônes qu'ils veulent bien lui donner. Il a un grand nombre de certificats, notamment celui du chirurgien traitant et d'un administrateur de l'Hôpital, justifiant qu'il a guéri un enfant de cet Hôpital, des ecrouelles. Plusieurs malades entrepris par ce frère, se croiraient dans un extrême danger s'ils étaient forcés de changer de traitement. Tout cela témoigne assez que ce serait une perte pour la Ville si ce frère était obligé de la quitter. C'est ce qui a déterminé le jugement des officiers de police et c'est ce que l'intérêt public ne me permet pas de vous dissimuler, nonobstant les raisons alléguées par les Medecins Chirurgiens et Apothicaires.

Quant au Sieur Cabanac. je n'ai rien vu de son procès et ne suis pas instruit de sa capacité. On m'assure qu'il a quitté Saint Malo dans le delai voulu par les officiers de police.

Monsieur le Maire, Picot, plein d'égard pour le frère Viale, réservait toutes ses rigueurs pour le Sieur Cabanac, autre empirique. Sa lettre nous apprend que ce dernier a été, lui aussi, poursuivi ; Je n'ai rien trouvé de son procès. Cependant Cabanac, jaloux sans doute du triomphe de son compère, n'abandonna pas la partie, résolu à conquérir aussi sa place au soleil de Saint-Malo.

Il fut vaincu dans la lutte comme nous le montre cette autre lettre du Maire à l'Intendant, en date du 21 mars 1755.

Le Sieur Cabanac continue d'exercer la medecine malgré mes defenses. M. Joliff, mon cousin, abandonné des medecins. est mort malgré ses soins. Un jeune homme, nommé Terrassini. incommodé d'une espèce de poulmonie est mort 24 heures après avoir pris de ses remêdes. Les Médecins se plaignent avec raison. J'attends vos ordres avec prière de m'indiquer la façon dont je dois me conduire.

Je crois inutile d'expliquer la subite sollicitude de M. le Maire pour la plainte des médecins.

L'arrêt suivant, imprimé, permet à une rebouteuse d'exercer officiellement ses talents. C'est une tolérance de plus accordée aux dépens des médecins et chirurgiens diplômés.

ARREST DE LA COUR.

Rendu sur les conclusions de M. le Procureur-General du
Roi. qui permet à Dlle Helene-Geneviève-Jeanne de Beauvais,
femme du Sieur Gilles Mathurin, employé dans les cinq
grosses fermes, de continuer de travailler à la restauration
des membres brisés, cassés et disloqués et d'employer tous
les remèdes convenables et nécessaires jusqu'à parfaite guérison des personnes qui se mettront entre ses mains, avec
defenses aux Chirurgiens de Saint Malo, de Paramé. et à tous
autres de la troubler ni inquiéter à l'avenir.

Du neuf Decembre. mil sept cent quatre-vingt trois.

Extrait des Registres du Parlement.

Vu par la Cour la requête d'Helene Geneviève Jeanne de
Beauvais, femme du Sieur Gilles Mathurin, employé dans les
cinq grosses fermes, tendante pour les causes y contenues. à
ce qu'il plut à ladite cour voir à ladite requête attachés le
nombre de vingt six certificats consentis par differentes personnes distinguées et en differents tems ; et vu ce qui en
resulte, et de l'arrêt du 12 Juin mil sept cent trente trois, permettre à la suppliante de continuer à la restauration des
membres brisés. cassés et disloqués et d'employer tous les
remèdes convenables et nécessaires jusqu'à parfaite guérison
des personnes qui se mettront entre ses mains, avec defenses
aux chirurgiens de Saint Malo. de Paramé et à tous autres de
la troubler ni inquiéter à l'avenir, auquel effet lui permettre
de faire imprimer l'Arrêt qui interviendrait, et lire et publier
aux Prônes des grands messes où elle est communément
appellée pour l'exercice de ses talents ; ladite requête signée
Bertier, Procureur et repondue d'un soit montrée au Procureur Général du Roi par ordonnance de la Cour du cinq
Decembre mil sept cent quatre vingt trois, conclusions dudit
Procureur Général du Roi au bas de ladite requête du même

jour : Sur ce. ouï le rapport de M. Piquet de Montreuil. conseiller en Grand'Chambre, et tout considéré :

La Cour, faisant droit sur ladite requête et conclusions du Procureur Général du Roi, a permis à la suppliante de continuer à travailler à la Restauration des membres brisés, cassés et disloqués. et d'employer tous les remêdes convenables et nécessaires jusqu'à parfaite guérison des personnes qui se mettront entre ses mains, avec defenses aux chirurgiens de Saint Malo, de Paramé et à tous autres de la troubler ni inquiéter à l'avenir, auquel effet lui a permis de faire imprimer le present arrêt, lire et publier aux Prônes des grands messes des Paroisses dont il s'agit.

Fait en Parlement, à Rennes, le neuf Décembre, mil sept cent quatre vingt trois.

Signé Lamy.

A Saint Malo, de l'Imprimerie de Julien Valais, imprimeur-Libraire.

La demande d'Hélène Beauvais s'appuie sur un arrêt antérieur daté du 12 juin 1733. Cet arrêt est cité dans le mémoire de la communauté des chirurgiens contre le Frère Viale, comme il suit :

L'arrêt du 12 Juin 1733 autorise Marie Chabin à continuer de travailler à la restauration des membres brisés. Il est rapporté dans le Journal du Parlement, tome I, page 151. A cette époque, la Cour n'avait pas encore enregistré la Déclaration du Roy du 24 Février 1730, cet enregistrement est du 7 avril 1740. L'article 70 de cette déclaration porte que ceux qui voudront ne s'occuper qu'à remettre les membres démis et disloqués seront tenus avant que d'en faire aucun exercice de subir un examen de pratique et de se faire recevoir dans une Communauté. Cette loi ne pouvait être objectée à Marie Chabin en 1735.

(Mémoire contre Viale, 29 Mai 1754.)

Le Frère Viale avait déjà invoqué l'arrêt de 1733, rendu en faveur de Marie Chabin. Les raisons données à cette époque par les chirurgiens pouvaient sans conteste s'appliquer à Hélène Beauvais, qui ne semble pas avoir subi d'examen de pratique. Mais elle avait peut-être, plus heureuse que Cabanac, rebouté avec succès le bras ou la jambe d'un personnage considérable qui, par reconnaissance, s'est employé pour elle auprès des Juges.

En effet, sur le même sujet, j'ai trouvé une lettre inédite de Chifoliau fils, adressée à la Société Royale de Médecine, et dans laquelle il se plaint amèrement de la protection accordée à un charlatan par les autorités de Saint-Malo.

Le 20 Février 1782

Malgré le morne silence que vous gardez envers moi sur les différents mémoires que j'ai eu l'honneur de vous adresser pour les communiquer à votre scavante compagnie, je crois devoir vous prévenir que, au mépris de la loi, des reglements et des lettres patentes accordées à la Société Royale, le charlatanisme continue d'exercer son empire destructeur dans les villes et les campagnes. Depuis quatre mois environ, un soit disant Michel Leonard, almand de naissance, sans titres, sans aveu ni principes, s'est arrogé le droit de traiter toute espèce de maladies et particulièrement celles que les medecins reputent incurables. Le maintien, les costumes bizarres et la singularité de ce maige ont etonnament influé sur l'esprit du public et des grands. Les cancers ulcérés, les schirres, les atrophies de naissance, l'Epilepsie idiopathique, la phtisie sont les seules maladies dignes de son spécifique. Ignorant de son aveu toute espèce de connaissance médicale ou chirurgicale, il dirige l'action de son remède sur telle ou telle partie. Pourvu de l'influence nécessaire, son plus grand talent se fait appercevoir dans la facilité avec laquelle il extorque la confiance et l'argent du public.

Deja les remontrances que j'avais faites au Senéchal de

12

Saint Malo l'avoient déterminé à l'expulser de la Ville, lorsqu'un des Notables Bourgeois lui a confié son fils, en lui conciliant la protection et la confiance de ceux mêmes qui devraient s'opposer à de pareils abus. Le masque tombe en ville, parce que l'époque de ses promesses en demontre l'impudence et la frivolité. Mais il convient de prévenir les ravages qu'un pareil assassin peut faire dans les campagnes où il commence à se répandre. Mes remontrances et celles de mes confrères ont été inutiles. Le mal est enraciné au point qu'il est nécessaire que la Société Royale de Médecine interpose son autorité et ses droits pour expulser à jamais un homme qui ne cesse journellement d'immoler des victimes à son ignorance et à sa cupidité.

Echo des sentiments de votre société, je n'ai pu faire parvenir à nos juges la solidité de vos statuts. Je recours à elle aujourdhui comme à la mère patrie et j'espère qu'elle voudra bien honorer le public de sa protection et se laisser persuader ainsi que vous, Messieurs du plus profond respect avec lequel j'ai l'honneur d'être votre très humble et très obéissant serviteur.

Chifoliau, Dr. Med. Chirurg.

10 7bre 1782. — Léonard Michel est à la fin incarcéré. MM. les Juges témoins de ses meurtres, imbus de ses fourberies l'ont fait constituer prisonnier : Depuis un mois on instruit son affaire.

3º Délibérations de l'Assemblée de Ville.

12 décembre 1756. — Le port de Brest demande à Saint Malo, des garçons et aides chirurgiens pour y soigner les malades de l'Escadre. Cinq corsaires viennent de sortir et ont enlevé la totalité du personnel disponible, et les chirurgiens embarqués sur ces navires sont presque tous étrangers.

6 janvier 1757. — On demande un medecin pour servir à Brest. Le Maire repond qu'il n'y en a que 6 à Saint Malo. Ce sont : MM. Jolly, Belot, La Chapelle Lemesle, Sébire, Mousset, Lechaux. Tous sont forts occupés aux Hospices et en Ville. Impossible de faire un choix ; le Maire demande une désignation d'office.

9 janvier 1757. — L'Intendant a désigné M. Sébire qui se récuse à cause de la maladie de sa mère. M. de la Chapelle, l'un des plus experts et des plus accrédités de Saint Malo s'offre pour le remplacer. On lui paie 150 livres pour sa conduite et l'on s'enquiert de son logement et de sa subsistance.

13 mars 1758. — M. l'Intendant a envoyé un mémoire sur les inconvénients qui résultent de la manière dont on exécute la saignée dans les Hôpitaux militaires. Les Médecins de l'Hôtel Dieu protestent qu'ils ne sont pas dans le cas indiqué et que les malades sont très bien traités à l'Hôpital de Saint Malo.

6 juin 1759. — La Ville accorde 40 lv. au Sieur Las chirurgien de Saint Malo pour 21 jours de service sur le fort de la Conchée.

25 juin 1759. — Honoraires des chirurgiens. Dans la marine du Roi, il est accordé 75 lv. par mois sur les vaisseaux de premier rang, armés ordinairement de 800 hommes, et un sol par mois pour chaque homme, à cause de la fourniture qu'ils font de leur caisse d'instruments.

2 juillet 1759. — La Ville présente une réclamation au sujet de 30 lv. payés pour le transport à Dinan de deux chirurgiens demandés par l'intendant, le jour de la bataille de Saint Cast. Les Sieurs Desroches et Olivier y furent conduits en chaise, faute de chevaux.

Ces notes se rapportent à la guerre de Sept-Ans, au moment où Saint-Malo était menacé et assiégé par les Anglais. Les chirurgiens étaient rares, et à bord des corsaires on embarquait même les étrangers.

12 septembre 1772. — M. Le Breton a fait lecture d'une lettre qui lui a été adressée comme subdélégué par M. Duplessix, intendant de Bretagne, avec plusieurs imprimés d'un avis concernant les personnes noyées qui paroissent mortes, et qui ne l'étant pas, peuvent recevoir des secours. M. Le Breton a ajouté que M l'Intendant désireroit fort que la Communauté de cette ville se portât à faire les frais modiques qui sont indiqués par cet avis dans la vue de l'utilité qui doit en résulter.

Sur quoi, l'Assemblée, considérant que l'Hôtel-Dieu, l'Hôpital Général et celui du Rosais sont par leur situation à portée d'administrer plus promptement ces secours, a délibéré que MM. les Administrateurs desdits Hôpitaux seront priés de voulo r bien se charger de ce soin et que le corps de Ville payerait les ustensiles et médicaments indiqués dans la lettre de M. l'Intendant.....

Le 2 juin 1773, M. Duplessix, Intendant de cette province, désire former dans cette ville un établissement qui facilite les moyens de guérir les maladies vénériennes selon les principes de la méthode qu'indique M. Gardanna dans un livre récent. L'assemblée invite tous ses membres à réfléchir sur les moyens propres à former cet établissement.

Jamais on n'avait vu un Intendant aussi zélé pour la médecine, aussi la municipalité s'empresse de le seconder. Le 26 juin 1773, on décide d'installer à l'Hôtel-Dieu l'établissement destiné au traitement spécial des maladies vénériennes, et le 16 octobre de la même année, le Maire fait venir de chez M. Piat, apothicaire à Paris, la machine fumigatoire, les canules et autres choses nécessaires à l'administration des secours qu'il faut donner aux noyés. Le dépôt de tous ces appareils sera fait à l'Hôtel-Dieu, tout indiqué par sa situation.

Vers la même époque (1773-1776) M. Magon de la Ville-Huchet, Maire de Saint-Malo, informe l'Intendant de Bretagne que la Communauté de cette ville fera l'acquisition de la machine inventée par Mme du Coudray.

Cette machine represente le corps d'une femme; elle (Madame du Coudray) y place le corps d'un enfant factice dans toutes les positions inimaginables, et d'après chaque position elle montre à ses élèves comment il faut s'y prendre pour accoucher une femme..... Chaque cours ne dure que deux mois.

(Archives Ille-et-Vilaine, C. 1326-1327.)

Cette machine obtint la plus grande vogue et valut à Mme du Coudray une pension du Roi de 8,000 livres (1767) et Turgot écrivit à l'Intendant de Bretagne pour lui annoncer que Sa Majesté mettait à sa disposition une somme de 600 livres pour être distribuée en trois prix aux femmes qui auraient le plus profité des leçons de Mme du Coudray. L'appareil coûtait de 300 à 350 livres.

Les demandes d'admission au Cours qui devait se tenir à Rennes, dans l'Hôtel du Gouverneur, ne tardèrent pas à affluer. Les prêtres préconisèrent en chaire, à la posée commune, la sage ordonnance touchant les matrones.

Certains curés décidèrent d'envoyer leurs servantes à cette école.

M. de Talhouet Severac écrivit pour annoncer qu'il enverra au cours l'élève qu'il lui destine, et qui lui paraît résister au persiflage et aux sarcasmes ridicules des sots dont le nombre constitue à peu près la généralité de sa paroisse. Quelques années après, la nommée le Tordu, ex-servante du curé d'Allineuc, est devenue sage-femme habile grâce à cette méthode et obtient une gratification de 150 livres.

(Archives Ille-et-Vilaine, C. 1326-7-8.)

Cette machine ressemble à s'y méprendre aux mannequins installés en 1886 dans une salle de l'école pratique, rue de l'Ecole de Médecine, pour servir à des exercices théoriques d'accouchement. Mme du Coudray a été un précurseur. Son enfant n'était, il est vrai, qu'une poupée, et l'on nous faisait la démonstration d'après des cadavres de nouveaux-nés. C'était seulement un perfectionnement utile de la méthode inventée et professée déjà en 1767 par Mme du Coudray.

Le 12 juillet 1774, la nommée Marie Laugier Lefubre, sage-femme jurée, présente à l'assemblée municipale une requête tendant à obtenir une pension pour les services gratuits qu'elle dit rendre aux pauvres femmes de cette ville. L'assemblée déclare ne pouvoir accéder à sa demande.

Le 27 mai 1775, réclamation du Sieur Demerier-Charpentier, maître chirurgien. Il demande à l'assemblée de ville la somme de 222 livres 18 sols pour peines et médicaments fournis au mois de novembre 1773 aux personnes blessées et estropiées par l'éclat des boîtes qui furent tirées au faubourg de cette ville, au passage de M. le Duc de Fitz-James.

Le Maire répond que les boîtes ont été tirées contre son vœu, et conseille au chirurgien de s'adresser aux personnes qui firent tirer ces boîtes.

Telle est la maigre récolte de documents faite dans les Archives Municipales. Il est vrai que certaines questions ont été traitées dans d'autres chapitres et que je réserve des pièces importantes pour l'histoire de la médecine maritime.

§ II

La Médecine à la Mer.

L'Ordonnance de la Marine du mois d'août 1681 résume en quelques articles la législation adoptée pour la présence et les fonctions du chirurgien à bord des navires.

TITRE VI

DU CHIRURGIEN

ARTICLE I. — Dans chaque navire, même dans les vaisseaux pêcheurs faisant voyage au long cours, il y aura un ou deux chirurgiens eu égard à la qualité des voyages et au nombre de personnes.

ARTICLE II. — Aucun ne sera reçu pour servir en qualité de chirurgien dans les navires, qu'il n'ait été examiné et trouvé capable par deux maîtres chirurgiens, qui en donneront leur attestation.

ARTICLE III. — Les propriétaires des navires seront tenus de fournir le coffre du chirurgien garni de drogues, onguens, médicaments et autres choses nécesaires pour le pansement des malades pendant le voyage, et le chirurgien les instruments de sa profession.

ARTICLE IV. — Le coffre sera visité par le plus ancien maître chirurgien du lieu et par le plus ancien apothicaire, autres néanmoins que celui qui aura fourni les drogues.

ARTICLE V. — Les chirurgiens seront tenus de faire faire la visite de leur coffre, trois jours au moins avant que de faire voile; et les maîtres chirurgiens et apothicaires, d'y procéder vingt-quatre heures après qu'ils en auront été requis, à peine de trente livres d'amende et des intérêts du retardement.

ARTICLE VI. — Faisons defenses aux maitres, à peine de cinquante livres d'amende, de recevoir aucun chirurgien pour servir dans leur vaisseau, sans avoir copie en bonne forme des attestations de sa capacité, et de l'état de son coffre.

ARTICLE VII. — Enjoignons aux chirurgiens des navires, en cas qu'ils découvrent quelque maladie contagieuse, d'en avertir promptement le maître, afin d'y pourvoir suivant l'exigence du cas.

ARTICLE VIII. — Leur faisons defenses de rien exiger ni recevoir des mariniers et soldats malades ou blessés au service du navire à peine de restitution et d'amende arbitraire.

ARTICLE IX. — Ne pourra le chirurgien quitter le vaisseau dans lequel il sera engagé, que le voyage entrepris n'ait été achevé; à peine de perte de ses gages, cent livres d'amende, et de pareille somme d'intérêt envers le maître.

Cette ordonnance, règlement peu explicite, suscite des difficultés.

Pour quels voyages et pour combien d'hommes d'équipage était-il nécessaire d'avoir plus d'un chirurgien? Qui nommait les chirurgiens examinateurs? Si les navires de guerre et les vaisseaux armés en course consentaient volontiers à enrôler des chirurgiens indispensables au pansement et à la guérison des blessés, ils y trouvaient l'avantage immédiat de ne pas être obligés, après un combat, de relâcher dans le port le plus voisin, et de pouvoir remettre promptement en ligne quelques-uns de leurs hommes les moins avariés. Les navires armés au commerce ou à la pêche étaient plus récalcitrants. Les maladies ne comptaient guère; et pour eux, le chirurgien était une bouche inutile, s'il ne consentait pas, en dehors de ses occupations professionnelles qui lui laissaient de larges loisirs, à payer de sa personne dans les moments de presse, et à trancher la morue ou carguer les voiles.

Aussi, dès le 5 juin 1717, un règlement vient compléter et expliquer autant que besoin, l'ordonnance de 1681. Des Lettres Patentes du 8 juin en ordonnent l'exécution et l'enregistrement au Parlement de Paris et aux Sièges de l'Amirauté.

REGLEMENT DU 5 JUIN 1717.

ARTICLE I. — Aucun chirurgien ne pourra s'embarquer à l'avenir pour en faire les fonctions dans un vaisseau, qu'il n'ait esté examiné et trouvé capable par deux maistres chirurgiens qui en donneront leurs attestations, lesquelles demeureront enrégistrées au greffe de l'amirauté.

ARTICLE II. — Les chirurgiens examinateurs seront nommés dans tous les ports du Royaume par l'Amiral de France, et seront pris dans le nombre des chirurgiens jurés ; ils seront tenus de prester serment à l'Amirauté où ils feront enrégistrer leur commission.

ARTICLE III. — Aucuns chirurgiens que ceux qui seront pourvus par l'Amiral, n'entreprendront de donner lesdites attestations sous peine de nullité et de trois cents livres d'amende, si ce n'est en cas de mort, d'absence, de maladie ou cause légitime de récusation des chirurgiens nommés par l'Amiral, auquel cas le juge d'amirauté en pourra nommer d'office.

ARTICLE IV. — Lesdits chirurgiens examinateurs recevront cinq livres à partager entr'eux pour l'examen de chaque chirurgien qui s'embarquera dans un vaisseau du port de cent cinquante tonneaux. Deffend Sa Majesté auxdits chirurgiens examinateurs d'exiger ni percevoir de plus grands droits que ceux énoncés cy-dessus, à peine de restitution, de trois cents livres d'amende et d'être privés de leur commission.

ARTICLE V. — Les chirurgiens qui s'embarqueront en second, seront examinés en la même forme et manière qui est prescrite cy-dessus, mais ils ne paieront pour leur examen que la moitié des droits que doit payer le premier chirurgien.

ARTICLE VI. — Le coffre du chirurgien sera visité par les chirurgiens et apoticaires qui seront nommés à cet effet par l'Amiral, et il ne sera payé que vingt sols pour ladite visite à chacun desdits chirurgiens et apoticaires.

ARTICLE VII. — Les bâtiments qui auront vingt hommes d'équipage et au dessus, seront obligés de prendre un chirurgien pour toute navigation qui ne sera point cabotage.

ARTICLE VIII. — Et pour ce qui est des vaisseaux destinés pour des voyages de long-cours, mesme pour les pesches, il y aura toujours un ou deux chirurgiens, eu egard à la qualité du voyage et au nombre d'équipage, en sorte qu'il y ait toujours un chirurgien au moins pour cinquante hommes et deux lorsque ledit équipage excédera le nombre de cinquante hommes, à quelque quantité qu'il puisse monter.

ARTICLE IX. — Veut Sa Majesté que l'Ordonnance de 1681 soit observée suivant sa forme et teneur, en tout ce qui n'est point contraire au present Reglement.

La déclaration du roi datée du 15 novembre 1767 est enfin le complément nécessité par de nouveaux examens et les progrès de l'art de guérir. D'après l'article XV d'ailleurs, l'ordonnance de 1681 et le règlement du 5 juin 1717 restent en vigueur pour tout ce qui n'est pas abrogé par la présente déclaration.

Déclaration du 15 novembre 1767.

ARTICLE I. — Dans tous les navires destinés aux voyages de long-cours, soit qu'ils soient armés en marchandises ou pour la pêche et pour quelque destination qu'ils soient expédiés, autre que la navigation connue pour être de grand ou petit cabotage, il y aura un chirurgien, quoique l'équipage, indépendamment des passagers, soit au dessous de vingt hommes. Defendons aux officiers des sièges de l'Amirauté, sous peine d'interdiction, d'expédier aucun bâtiment pour les voyages ci-dessus désignés, qu'il n'y ait un chirurgien et qu'il n'y en ait deux quand l'équipage excédera le nombre de cinquante hommes; leur defendons pareillement d'expédier aucun bâtiment destiné pour le grand cabotage, qu'il n'y ait un chirurgien lorsque l'équipage sera de vingt hommes.

ARTICLE II. — Defendons aux commissaires de la marine et des classes et autres officiers chargés du détail des classes, de délivrer aucun rôle d'équipage, pour les navires destinés à faire les voyages désignés dans l'article précedent, qu'ils n'y aient compris un ou deux chirurgiens, suivant le nombre de l'équipage, conformément aux dispositions portées par ledit article.

ARTICLE III. — Enjoignons aux officiers des Sièges de l'Amirauté de ne laisser embarquer aucun chirurgien, pour en faire les fonctions sur un navire, qu'il n'ait fait un apprentissage ce qu'il sera tenu de justifier en representant son brevet ou contrat d'apprentissage, et qu'il n'ait été examiné, reçu et reconnu capable par les chirurgiens de l'Amirauté du lieu de l'armement et du départ du navire, qui en donneront leurs attestations, lesquelles seront enregistrées au greffe de l'Amirauté.

ARTICLE IV. — Seront admis à l'examen ceux qui justifieront de leur apprentissage chez tous chirurgiens-jurés à qui il sera libre, en conséquence, d'avoir des Elèves pour la navigation, et en tel nombre qu'ils pourront en instruire, et ce nonobstant tous statuts, reglements et usages à ce contraire, auxquels nous avons à cet effet dérogé et dérogeons en tant que besoin est ou serait; Entendons au surplus que ledit apprentissage ne puisse servir auxdits Elèves que pour pouvoir s'embarquer seulement, lorsqu'il n'aura pas été fait conformément aux règles établies pour pouvoir exercer la profession de chirurgien, dans les lieux où lesdits Elèves voudraient se fixer et demeurer.

ARTICLE V. — Voulons aussi que ceux qui, à défaut de rapporter un brevet ou contrat d'apprentissage chez un maître chirurgien, justifieront qu'ils ont appris et exercé la chirurgie pendant deux ans dans les Hôpitaux de la Marine ou dans les Hôpitaux militaires et à la suite de nos armées, soient admis à l'examen, et ils rapporteront à cet effet un certificat signé du chirurgien-major sous lequel ils auront travaillé qui constatera la durée de leur service et la manière dont ils se seront comportés; et ledit certificat sera visé, par rapport à ceux qui auront travaillé dans un Hôpital de la Marine, par le Commissaire de la Marine, ayant l'inspection dudit Hôpital, et par l'Intendant ou par l'ordonnateur; et par rapport aux autres, ledit certificat sera visé par l'Intendant de la généralité, ou par le Commissaire des guerres chargé de la police de l'Hôpital.

ARTICLE VI. — Seront également admis à l'examen, ceux qui après avoir appris et exercé la chirurgie pendant deux ans soit dans les Hôpitaux des lieux dans lesquels ils voudront s'embarquer, soit dans les Hôpitaux de la Ville de Paris, rapporteront des certificats qui constateront la durée de leur service pendant ledit temps, lesdits certificats signés du chirurgien-major de l'Hôpital dans lequel ils auront travaillé, et visé de deux administrateurs dudit Hôpital

ARTICLE VII. — Et à l'égard de ceux qui auront travaillé pendant le même temps dans les Hôpitaux des villes du Royaume, autres que les lieux désignés dans les articles precedens, ils seront aussi admis à l'examen pour s'embarquer, en rapportant de semblables certificats signés du chirurgien chargé de l'Hôpital dans lequel ils auront travaillé, lesdits certificats visés par un ou deux administrateurs dudit Hôpital, et légalisés par l'Intendant de la province, ou par son subdélégué dans les lieux où seront lesdits Hôpitaux.

ARTICLE VIII — Aucun chirurgien, autres que ceux pourvus de Commission de l'Amiral, ne pourra donner les attestations mentionnées dans l'article III de la presente declaration, sous peine de nullité et de trois cent livres d'amende, si ce n'est en cas de mort, d'absence, de maladie, ou autre cause légitime de récusation des chirurgiens nommés par l'amiral, auquel cas le juge d'amirauté pourra en nommer d'office.

ARTICLE IX. — Le chirurgien qui aura été reçu dans une autre amirauté que celle du lieu où se fera l'armement du navire sur lequel il voudra s'embarquer, n'y sera admis qu'après avoir été examiné et reconnu capable par les chirurgiens-jurés de l'amirauté du lieu de l'armement, dont il produira un certificat qui lui sera délivré gratis par lesdits Chirurgiens-jurés, auxquels il est enjoint de s'acquitter exactement de leur devoir, à peine d'amende arbitraire et de révocation de leur commission.

ARTICLE X. — Pour l'examen prescrit par l'article precedent lesdits Chirurgiens-jurés ne pourront recevoir aucunes rétributions, sous quelque pretexte que ce puisse être, à peine de restitution du quadruple et de cent livres d'amende.

ARTICLE XI. — Tout chirurgien, embarqué sur un bâtiment marchand, tiendra exactement un livre-journal sur lequel il écrira toutes les maladies qu'il aura traitées dans le cours du voyage et les remèdes qu'il aura administrés et ce à peine de ne pouvoir jamais servir en ladite qualité sur lesdits bâtimens marchands; et sera ledit journal signé du capitaine et remis, à l'arrivée du navire en France, aux chirurgiens-jurés de l'amirauté du lieu du désarmement qui certifieront au bas l'examen qu'ils en auront fait, ce qu'ils en pensent, sans pouvoir, pour raison dudit examen, prendre aucune rétribution, à peine d'amende arbitraire et de révocation de leur commission ; ledit chirurgien sera tenu aussi de retirer du capitaine un certificat de la conduite qu'il aura tenue pendant le voyage.

ARTICLE XII. — Au retour de chaque voyage, le chirurgien sera tenu de travailler dans les Hôpitaux, soit du lieu de désarmement ou de sa résidence, et obligé, lors du nouvel embarquement, de rapporter des certificats du temps qu'il y aura travaillé, aux Chirurgiens de l'Amirauté du lieu où il voudra s'embarquer avec le journal et le certificat du capitaine, mentionnés dans l'article precedent; faute de quoi, il ne pourra y être admis qu'après avoir subi de nouveau l'examen desdits chirurgiens de l'Amirauté, et sera même exclu de la concurrence pour ce nouvel embarquement ; et celui, qui sur l'attestation des chirurgiens-examinateurs du lieu de l'armement, viendrait d'être jugé capable, lui serait préféré.

ARTICLE XIII. — Le coffre de médicamens et d'instrumens de chirurgie, sera visité et examiné conformement aux articles IV et V de l'Ordonnance de 1681, titre du Chirurgien, trois jours avant le départ du navire, par un des chirurgiens et un des apothicaires nommés par l'Amiral ; et à leur défaut, par ceux qui seront nommés d'office, par les Officiers de l'Amirauté, et moyennant la rétribution attribuée par l'article VI dudit reglement du 5 Juin 1717, auxdits chirurgiens et apothicaires, lesquels en délivreront leurs certificats et seront lesdits certificats déposés au greffe de l'Amirauté du lieu de l'armement.

ARTICLE XIV. — Pour prévenir le changement des medicamens et instrumens de chirurgie, après que ledit coffre aura été visité et approuvé dans la forme ci-dessus prescrite, il sera

déposé au greffe de l'Amirauté, pour n'en sortir qu'au moment
de l'embarquement du capitaine, auquel à cette fin. ledit coffre
sera remis par le greffier avec sa clef, pour ensuite le confier
au chirurgien, lorsqu'il sera rendu à bord ; défendons de descendre ledit coffre à terre, ni d'en changer les drogues et instrumens, à peine de trois cents livres d'amende solidaire
contre l'Armateur, le Chirurgien et le Capitaine.....

Cette déclaration précise plusieurs points essentiels.
Le chirurgien embarqué doit tenir un livre-journal, véritable recueil d'observations rédigées au jour le jour.
avec indication des soins et du traitement institué pour
chaque cas. Le séjour à terre doit lui servir à se perfectionner davantage. Il est obligé de suivre le service des
Hôpitaux et d'y faire un stage régulièrement constaté
par les chirurgiens de l'Amirauté. Le coffre à médicaments est l'objet de précautions spéciales contre la
fraude.

Mais pour débuter, il n'est pas nécessaire de faire
partie d'une Communauté que d'ailleurs tous les ports
de mer ne possèdent pas. Deux années d'études justifiées
chez un chirurgien suffisent pour se présenter à l'examen. Cette exception aux règles générales des Associations et Confréries est justifiée par les besoins de la
navigation, « qui exige que, dans tous les ports de mer,
« il soit formé un nombre de chirurgiens suffisant pour
« en pourvoir tous les navires dans le cas d'en embar-
« quer. »

A Saint-Malo, où florissait la Communauté de Saint-
Côme, nous avons vu (*Actes des chirurgiens*) que presque
tous, après un apprentissage régulier, commençaient
leur carrière à la mer, quitte à abandonner la navigation
pour préparer leur examen de maîtrise.

La Déclaration de 1767 avait été devancée par les

instructions données par la Compagnie des Indes aux chirurgiens qu'elle employait. Je possède cette pièce imprimée, sans nom d'éditeur, mais une indication manuscrite fait connaître qu'elle fut publiée à Lorient le 17 mars 1762 et signée du Directeur de la Compagnie.

COMPAGNIE DES INDES.

La Compagnie voulant de tout son pouvoir concourir à la conservation des hommes qu'elle employe sur les Vaisseaux, charge chaque chirurgien major, non seulement de s'acquitter fidèlement de son emploi, mais même d'aider à former les chirurgiens qui sont sous luy. Pour cet effet, il leur fera tous les jours une leçon d'une heure sur les maladies, observant en ses cours l'ordre suivant :

D'abord il donnera une définition exacte de la maladie. 2º Il fera voir en quoy elle diffère de celles qui en approchent. 3º Il l'expliquera avec les causes qui peuvent la produire. 4º Les signes qui la font connaître. 5º La façon de la guérir.

Il traittera par preferance, des maladies qui affligent le plus souvent à la mer.

Il sera accompagné du 2ᵉᵐᵉ et 3ᵉᵐᵉ chirurgien, lors des visites qu'il fera aux malades, et il leur expliquera la maladie d'un chacun, la vertu des remêdes qu'il employe et quelle fin on en peut attendre. Cet exercice pourra servir de leçon, surtout lorsqu'il y aura beaucoup de malades; et le mieux même sera de choisir, autant qu'on le pourra, pour matière de discours, les maladies dont on aura des exemples sous les yeux.

En outre, la Compagnie lui demande des exposés exacts et fidèles des maladies qu'il aura eu à traiter, tant sur la mer que dans les relâches; même celles des nègres, s'il y en a d'embarqués dans le Vaisseau où il se trouvera. Ensemble les remêdes qu'il y aura employés; avoueront également ceux qui auront eu un mauvais effet, comme ceux qui en auront eu un bon. Il doit être sur que la bonne foi concourrera à son avancement et qu'elle ne peut être qu'avantageuse vis à vis des gens qui pensent.

Dans les différentes relâches où il s'arrêtera, il s'informera avec soin de ceux qui y gouvernent les malades, des maladies qui y regnent et qui se communiquent à ceux qui y vont débarquer et des remedes que l'on employe pour les guerir; en faisant part à la Compagnie de ses recherches à ce sujet, il dira son sentiment sur le traitement de ces malades et il le justifiera, s'il le peut, par des exemples.

On avertit, qu'il faut que ces exposés soient simples, courts, clairs, et plus chargés de pratique que de théorie, qui les rendraient défectueux et trop longs si on s'y arrêtait longtemps : ils doivent être encore dans la plus étroite vérité sans quoi on courrera risque d'être homicide même après sa mort parceque l'on y ajoutera foy et qu'on formera la dessus les jeunes chirurgiens.

Les 2eme et 3eme chirurgiens, sous peine de n'être plus employés au service de la Compagnie, apporteront à leur retour un certificat de mœurs, d'assiduité, et d'exactitude auprès des malades, signé des principaux officiers et du chirurgien-major. Au dessous de celui-là, le chirurgien-major mettra les matières sur lesquelles il les aura instruit, et les 2eme et 3eme chirurgiens sont avertis qu'à leur retour, ils seront examinés par les médecins du Port sur ces mêmes matières, pour scavoir le progrès qu'ils y auront fait.

MM. les Officiers et Chirurgiens-Majors feront attention de ne pas donner, sur une matière si importante, des certificats légèrement.

Les 2eme et 3eme chirurgiens feront de leur côté un Journal des maladies qu'ils auront vu traitter pendant leur voyage, ce qui de toutes façons leur sera fort utile et ces journaux seront représentés à leur retour aux medecins du Port.

On a lieu de croire que MM. les Chirurgiens rempliront avec joye ce que la Compagnie leur propose aujourd'hui, étant fort capables de s'en acquitter et la plupart d'eux ayant demandé ce present reglement.

De plus. les sentiments d'honneur. de probité, la satisfaction et la gloire de concourir à conserver la vie des hommes sont des motifs plus que suffisants, sans doute. pour engager les chirurgiens à entrer dans les vues de la Compagnie : Elle y en joint cependant un autre; c'est l'assurance de reconnaître ces services, s'ils sont rendus d'une façon marquée.

A Lorient, le 17 Mars 1762.

Le Directeur de la Compagnie des Indes.

(Signature illisible.)

Tous ces règlements et ordonnances ont pour but principal d'augmenter la valeur et le nombre des chirurgiens navigants. L'Hôpital de Saint-Malo reçoit de nombreux élèves; Broussais y commence ses études médicales. Même après la Révolution, l'Ecole de Rennes fondée et prospère, Monsieur Egault, chirurgien en chef, demande et obtient d'y établir un amphithéâtre de dissection. (31 janvier 1810).

L'administration. après avoir délibéré, considérant que la demande de M. Egault a pour but principal l'instruction de ses élèves. que cet établissement en augmentera nécessairement le nombre; et que conséquemment, le Service de Santé, en cas d'un grand mouvement de blessés, se trouverait assuré d'une manière convenable, délibère d'autoriser la dépense de 640 fr. prévue pour cet établissement. (*Arch. Hôpitaux.*)

Mais l'Hôpital avait déjà paru insuffisant, et dès le 10 septembre 1771, l'assemblée de Ville délibère sur la proposition de M. Guillot, commissaire de la Marine, tendant à créer à Saint-Malo une Ecole de Chirurgie.

Monsieur Le Breton, Maire, a mis sur le Bureau et fait lire à l'assemblée une lettre de M. Guillot, commissaire de la ma-

13

rine en ce port, par laquelle, après avoir fait connaître l'utilité qui résulterait de l'Etablissement en cette Ville d'une Ecole gratuite de Chirurgie pour l'instruction de la jeunesse qui se destine à cette profession, il demande comme le lieu le plus commode et le plus avantageux pour de pareils exercices, à cause de sa proximité avec l'Hôtel-Dieu, une petite maison attenante à la Hollande, et formant un des corps de garde de cette ville; laquelle maison, à l'exception du magasin donnant sur la rue, est actuellement occupée par le portier des murs. M. le Maire a ensuite prié l'assemblée de prendre en considération la demande de M. Guillot, les offres et les conditions qu'il y joint et de délibérer.

Lecture faite de la lettre de M. Guillot, l'assemblée a délibéré; et a consenti, à la pluralité des voix, de céder ou prêter, mais seulement en temps de paix, pour l'Ecole gratuite de Chirurgie dont on projette l'établissement en cette Ville, le logement ou corps de garde sur la batterie de la Hollande, où demeure le nommé Charles Besnard, portier des murs, aux conditions expresses :

1o Qu'au moment de la déclaration de guerre, ou aux premiers ordres donnés de se mettre en défense, ce logement sera évacué à la première réquisition du Corps de Ville et sans autre formalité et lui sera rendu en bon état de réparations locatives, faites par la Commission de la Marine.

2o Que Charles Besnard, portier des murs, dont ce logement en temps de paix, forme une partie des gages et appointemens, sera dédommagé par M Guillot, commissaire de la Marine, tant pour la privation de ce logement que pour l'augmentation de travail que lui causera le nouvel assujettissement de venir de plus loin ouvrir et fermer tous les jours ladite porte ou barrière de la batterie de la Hollande et qu'en aucun cas, ledit Besnard ne sera reçu à demander à la Ville aucune indemnité à cet égard.

3o Que les deux lits de camp démontés, la partie et les soupentes servant aux ustensiles des canons de la Batterie de la Hollande demeureront déposés dans ce logement pour y servir au besoin.

4° Que toutes les dispositions ou augmentations qui seront faites à ce corps de garde pour la commodité et l'usage de l'Ecole de Chirurgie ne pourront être, sous quelque prétexte que ce soit, aux charges de la Ville et qu'il ne sera rien exigé d'elle, lors de la remise dudit logement.

5° Que les chirurgiens qui s'offrent de faire gratuitement les démonstrations anatomiques, ne formeront en aucun temps, aucunes demandes ou prétentions vers la Ville qui n'entend s'engager à rien qu'à céder ou prêter ledit logement, comme il est dit ci-dessus.

6° Que, dès que lesdits chirurgiens cesseront de donner leurs leçons, la Ville rentrera illico et sans autre formalité dans la possession de ce logement ou corps de garde.

BOCQUILLON.   LE BRETON, Maire.

Il est probable que cette délibération n'a pas été suivie du résultat attendu, car quelques années après, Monsieur Guillot revient à la charge ; il renouvelle sa proposition et sollicite l'appui des Etats de Bretagne.

Deliberation du Samedi onzième Fevrier 1775, aux dix heures du matin :

M. Le Breton, ancien Maire, a dit à l'assemblée que M.M. les Commissaires nommés pour l'examen du Mémoire adressé à la Communauté par M.M. Guillot et Sébire, étaient prêts d'en faire le rapport, et que ce mémoire méritait toute l'attention de la Compagnie par l'importance de la matière qui y était traitée et le mérite de ceux qui le lui adressaient.

Lecture faire dudit Mémoire, et oui le rapport de M.M. les Commissaires, le Corps de Ville délibérant, a considéré :

1° Que l'établissement d'une Ecolle de Médecine et de Chirurgie tel qu'on le propose en ce mémoire et qui aurait pour objet principal les maladies auxquelles les gens de mer sont sujets, serait excessivement utile pour une ville comme Saint Malo, et sans doute aussi pour les autres ports maritimes ; qu'on trouverait toujours dans cette Ecolle, comme dans une pépinière, des sujets propres à être placés sur les vaisseaux : que la facilité de se procurer aussi de bons chirurgiens, était un avantage inestimable pour la navigation où il périt tant d'hommes par l'impéritie des chirurgiens peu habiles, surtout à l'égard des maladies de mer.

2° Qu'on ne peut assez louer le zèle patriotique des bons citoyens dont les uns offrent le secours de leur bourse pour la construction des bâtiments nécessaires, les autres veulent bien s'engager à y donner des secours gratuits, et quelques uns même prendre part de ces deux manières à une aussi bonne œuvre ; que les bonnes intentions, les lumières et les talents tant des auteurs de ce projet que de ceux qui y concourent, donnent tout lieu d'en attendre un heureux succès ; que tout le monde connait combien M Guillot, commissaire de la Marine, et qui le premier s'est occupé de ce projet, est porté pour le bien de la navigation et du commerce ; que M. Sébire souscrit et s'oblige conjointement avec lui à la construction d'un amphithéâtre capable de contenir 150 élèves ; qu'il offre de donner, en sa qualité de Docteur en Médecine, des secours gratuits, zèle d'autant plus remarquable que depuis longtemps, il a renoncé à l'exercice journalier de la médecine, quoiqu'il ne refuse jamais à ses amis et aux pauvres ses soins et ses lumières, sans autres vues que celles de la bienfaisance et de la charité.

Que M. Bougourd et le Métayer, qui jouissent d'une réputation bien méritée, s'offrent, et s'obligent d'y donner gratuitement des leçons, l'un de médecine et l'autre de chirurgie ; que ce zèle, digne de bons citoyens, a des imitateurs et que d'autres personnes offrent de s'obliger pour diverses sommes.

3° Que le corps de Ville, chargé par état de procurer de tout son pouvoir le bien public, cherchera avec satisfaction les moyens de concourir à un Etablissement aussi utile ; qu'il a déjà donné des preuves de sa bonne volonté à cet égard lors de la première proposition qui fut faite de ce projet, il y a quelques années.

En conséquence de tout ce que dessus, le Corps de Ville a chargé MM. les Commissaires qui ont examiné le mémoire, de

se transporter avec M. Magon de la Villehuchet, Maire,
lorsqu'il sera de retour des Etats, sur les lieux dont la Communauté peut disposer, pour examiner, conjointement avec
MM. Guillot et Sébire de Belnoé, s'il y en a quelques uns
qui soient propres à l'exécution de ce projet, et être ensuite ultérieurement statué par la Communauté, sur tout ce
qu'il conviendra de faire par rapport à cet établissement
projeté.

Les auteurs du projet témoignent à la fin du mémoire, le
désir qu'ils ont que leurs vues et leur zèle pour cet établissement soit connu de NS des Etats, dans l'espérance d'en obtenir
quelques secours pour aider leur bonne volonté, ou, si la
situation des affaires de la province ne le permettait pas, d'en
recevoir au moins une marque honorable d'approbation qui
serait un gage de la protection et des faveurs qu'ils en
esperent, lorsque les tems seront plus heureux.

Le Corps de Ville, qui ne peut qu'applaudir à des sentiments qui rappelleront à l'auguste assemblée de la nation, la
reconnaissance et le dévouement dont les citoyens de la ville
de Saint Malo sont remplis à son égard, autorise M. Magon
de la Villehuchet, député aux Etats, de faire à ce sujet les
démarches que sa sagesse et sa prudence lui inspireront.

Ce second essai fut-il suivi de réussite ? Il y a tout
lieu de croire que l'Ecole de Chirurgie resta encore une
fois à l'état de projet. En effet, François Mahé, futur
agent national, alors démonstrateur pour les accouchements, est envoyé le 1er novembre 1792 pour faire un
cours à Saint-Malo. Il ne peut d'abord trouver un local.
Malgré sa bonne volonté, la Municipalité désigne un
emplacement dont le nom reste en blanc dans le registre
des délibérations.

Cette école de Chirurgie aurait pu sans peine relever
l'instruction et augmenter le nombre des chirurgiens navigants.

Voici un inventaire d'objets précieux, dressé en 1766 dont je respecte scrupuleusement l'orthographe :

Memoire de ces que jays a Bor du grand Saint Pierre. savoier en argeans, Deux ceant neuf Livre ; de plus un souvenir dor de dix livre ; un caschest d'argeant, un couvert d'argeant goublet, cullier, fourchette une perre de Boucles de Soulliers, une perre de jartierre d'argeant fait a Bors du grand Saint Pierre, cest 13ᵉᵐᵉ Avril 1766. premenit Durand chirurgien masgeors Du Saint Pierre.

D'ailleurs le rôle du chirurgien à bord des navires de guerre, indispensable après les combats, était peu considéré. Le Major et ses aides étaient des non-combattants, relégués à fond de cale pendant l'attaque.

D'après le règlement sur la Course du 25 novembre 1693, art. IX, le tiers du produit des prises revient à l'équipage.

Si chaque matelot reçoit une part, le Capitaine a droit à 12 ; le Lieutenant à 8, l'Ecrivain à 6, et enfin le Chirurgien à 4. Il passe même après les maitres canonniers et voiliers.

Nulle part, dans aucune relation de combats maritimes, aux Archives ou chez les particuliers, il n'est fait mention du Chirurgien et de ses pansements. Les rôles d'équipage conservés aux Archives de la Marine, indiquent seulement les noms de ces collaborateurs dévoués autant que discrets.

Si les Corsaires supportaient les Chirurgiens, à cause des services rendus avant et après le combat, les armateurs de commerce et de la grande pêche acceptaient plus difficilement l'obligation d'embarquer des gens dont l'utilité leur paraissait contestable, et dont la présence grevait l'armement de frais supposés inutiles.

Le 10 mars 1763, une dépêche du duc de Choiseul, alors

ministre de la Marine, fait connaître que les hostilités ont enfin cessé entre la France et l'Angleterre, et que les armateurs pourront, en toute sécurité, envoyer leurs bateaux pêcher la morue, tant au Banc que sur les côtes de Terre-Neuve. (BELLET : Fécamp, 1902 : *La grande pêche de la morue à Terre-Neuve*.) Des bâtiments de faible tonnage, en moyenne 80 tonneaux, sont armés dès l'année suivante. Mais on proteste énergiquement contre l'obligation d'embarquer des chirurgiens qui, d'ailleurs, avec les faibles appointements qui leur étaient offerts, se faisaient plus rares d'année en année. Bien des navires armés au long-cours s'en dispensèrent, et l'ordonnance de 1767 mit un terme à ces abus, en précisant et réglementant une fois de plus les déclarations antérieures.

Les pêcheurs réclamèrent de nouveau et une lettre du 2 février 1769, adressée par le duc de Praslin au commissaire des classes à Fécamp, permit de n'embarquer qu'un chirurgien par navire, quel que fut le nombre de l'équipage. On toléra même l'absence de praticiens à bord des navires armés pour la côte de Terre-Neuve, pourvu qu'il y en eut un par groupe de navires pêchant dans les mêmes parages,

Cette tolérance peu à peu s'étendit et l'on arriva, au long-cours et sur les Bancs, à remplacer complètement le Chirurgien par le Capitaine qui avait à sa disposition le coffre à médicaments, et qui continue de nos jours à en user à son gré, sous sa responsabilité quasi illimitée.

Il est vrai de dire que nos marins pêcheurs sont endurcis à toutes les douleurs et à toutes les privations. J'ai vu un matelot partant au mois d'avril avec une dent cariée et une légère périostite. Il est revenu au mois de novembre, avec sa dent et un abcès qui avait perforé la joue. Je l'ai débarrassé, quelques heures après son arri-

vée, d'un sequestre de la mâchoire inférieure, long de
6 cent., mobile et sous la peau. Le malheureux, pendant
plus de 6 mois, avait souffert sans pouvoir dormir. Il
avait fait la pêche comme les autres, au milieu du brouil-
lard et du vent glacé, sans s'arrêter un seul jour.

Une distinction est cependant nécessaire. Les navires
armés au long-cours, allant aux Antilles, aux Indes ou
dans les mers de Chine, n'avaient ordinairement qu'un
équipage limité et s'exemptaient facilement, quelquefois
en trichant un peu, de la présence d'un chirurgien. Les
navires pêcheurs séjournant sur les bancs de Terre-
Neuve étaient dans les mêmes conditions et le plus souvent possible laissaient à terre le médecin jugé inutile
et dispendieux.

Au contraire, les navires armés pour le French-Shore
qui mouillaient dans une baie, sur un emplacement con-
voité et tiré au sort avant le départ, possédaient un
équipage nombreux, pour faire la pêche en chaloupe, travailler et sécher la morue à terre sur le gravier, et
étaient obligés d'embarquer un chirurgien. En 1896,
les armateurs devaient encore entretenir, à frais communs, deux médecins, l'un sur la côte Ouest, l'autre
sur la côte Est des concessions françaises à Terre-
Neuve.

Un de mes amis, armant des navires pour le French-
Shore, m'a raconté qu'un de ces chirurgiens, engagé par
lui, et mort il y a quelques années à l'Hôpital de Saint-
Malo, était particulièrement dévoué à ses malades. Ancien étudiant sans grades, il ruinait son armateur en
drogues antiseptiques. Se lavant rarement, buvant son
litre d'eau-de-vie tous les jours, il dormait sur un amas
de voiles près d'un sanatorium improvisé à l'aide de
deux chaloupes renversées. Sur onze typhiques, il n'en
perdit pas un. Pour se distraire, il tranchait la morue

ou mettait en boîte les homards. Mais il n'était pas obligé
à ce travail extra-médical.

Autrefois, au contraire, par contrat notarié, on imposait aux chirurgiens de Terre-Neuve un travail de pêcheurs, et fréquemment il arriva des aventures dans le
genre de celle qui est rapportée au procès-verbal suivant.

Nous Capitaines et officiers du Bricq le comte de Lisle
Bonne du port de Saint Malo, armé par M. Renaudeau L'ainë
pour la peche de la Morue à Lisle de terre neuve, nous nous
sommes assemble pour deliberer et Raporter un proces ver-
bales contre le Sieur Jean Baptiste Potier embarque sur le dit
Bricq en calite de Chirurgien décoleur dont Coppie de Son
acte d'Engagement Particulier Suit Passe devant les Nottaires
Royeaux, Et apostoliques hereditaires Etablie a Saint Malo
dans Letude de Maitre Le Cor et Sicot.

Du traize Janvier et au aprés Midy

Le Sieur Jean Baptiste Potier fils-françois demeurant a
Saint Servan aux Bas Sablons, S'est engage chirurgien décoleur aux Conditions de lacte apres lécture a Raison de quatre
cents Livres de pot de vin aura un quart de Pratique la Signe
fin. Ledit Sieur Potier fournira Son Coffre et Sa caisse D'instrument, Garnie de leurs Nécessaire ainsi Signe Potier fils.

CONFORMEMENT a lacte de son engagement en allant en
terre neuve on luy fist demande de Rasoire. Il fist Reponse
qu'il n'avoit que deux Rosoires dont l'un avoit Servir a Raser
des Playes et lautre qui n'étoit pas en trop bon Etat et qu'il
n'en avoit pas D'autres.

LE DIMANCHE TRENTE UNIEME Juillet le Sieur Potier etant
couche dans son cadre, on luy fist le Commandement de
ce lever et daller a la Grave comme la calite de décoleur luy
obligeoit Il Refusa opiniatrement dui aller et qu'il ne devoit
travailler qua letat que cétoit tout ce qu'il Devoit Douvrage
Moy Capitaine voyant son reffus a louvrage Je luy deffendy de

venir ny Boire ny Manger a la Cabanne ce qu'il observa pendant trois jours.

LE MARDY 2 AOUST le Sieur Potier disparut à l'Ecaffau quoy qu'il eut cinq Malades ou Blessees a penser et Medicamenter.

LE MERCREDI 3 dudit mois Moy Capitaine ayant eu lhonneur De la part de Monsieur Girardin Commandant a Lisle de terre neuve, a bord du vaisseau l'*Experimente* dEstre invitee daller dinner a son bord avec les Sieurs Baudouin et le Pettie capitaines des Deux autres navires qui faisoit Pechee au Crocq etant arrivée a onze heures Et demy abord du vaisseau Jui trouvee le Sieur Potier qui avoit porte des Plaintes a Monsieur de Gurardin qui luy ordonna de travailler Et de ce Rembarquer dans le Batteau ou Je m'en Retournerois au Chaffau ce que les Sieur Potier executa.

LE JEUDY 4 AOUST voyant que le Sieur Potier ne vouloit pas travailler a la Morue Je ne voulois pas qu'il mengeasse a table cétoit au Soupe Il fist violence contre moy il ne connut plus d'autorite, Je luy dis que Je voulois le mestre aux arrest Il dit qu'il sen Mocquait et qu'il voulait Menger a ma table Malgre moy et ni mengera par force.....

Le Sieur Potier qui est dispensee de travailler à la Morue, à til Porté Son attention pour avoir de Soin des Malades qu'il a toujours eut dans le Cours du voyage, un Nomme toussaint Cœur du Département de Dinan, a eu un picquer d'areste de poisson au pouce de la main gauche le Sieur Potier le Bassinoit quelque fois avec de lEau devie chaude d'autre fois avec du vin chaud et d'autre fois avec de la laveur de vaisselle chaude, Je laisse et me Raporte aux Gense de l'art Sy cest la un pensement suivie, quen est til arrivee que le pauvre homme. la cariee cest portee sur los de la premier Phalange du Pouce la cauraudee, et il luy en est sortie un partie de l'os dans le cours de la traversee de Terre neuve a Saint Malo Il a ete mist a lhospitalle de Saint Malo Jingnore sil ny a point eut des suites Plus funeste.....

11 octobre 1785.

Dès l'origine, l'ordonnance de 1681 ne fut pas toujours respectée par les navires armés en guerre et bien des Corsaires ont pris la mer sans avoir à bord le nombre de chirurgiens réglementaire. Pourtant les praticiens venaient de tous les pays s'embarquer ; mais la guerre, avec ses aléas, et les pontons ennemis en diminuaient le nombre.

Aux archives de la Marine de Saint-Servan, grâce à l'obligeante permission de M. l'Administrateur en chef, j'ai pu relever de très nombreux rôles, avec les noms des chirurgiens.

Je me bornerai à citer quelques années prises à différentes époques pour montrer l'inégale proportion des praticiens embarqués. Il est vrai qu'en temps de guerre, on faisait de son mieux et les ordonnances étaient forcées de se plier aux circonstances et aux nécessités des armements.

Les premiers rôles d'équipage classés aux Archives de la Marine de Saint-Servan datent de 1691.

16 février : Navire *Le Thomas*, allant en Irlande porter des munitions ; 26 hommes, Guillaume Blouet, de Saint-Malo, chirurgien.

8 avril : Navire *L'Hirondelle*, armée en course ; Equipage composé d'étrangers, invalides et gens non classés ; Jean de Saint-Germain, de Saint-Malo, chirurgien.

18 avril : Frégate *La Victoire*, armée en course ; 202 hommes, Jacques Talbot, sieur de la Chesnais, 1er chirurgien, François Houet, sieur du Chesnes, de Paris, 2me chirurgien, Guillaume Faguais, sieur de la Vergerie, de Saint-Malo, 3me chirurgien.

23 mai : Frégate *Le Saint-Picard*, armé en course : Thomas Gillot, maître-chirurgien de Saint-Malo.

24 juillet : Vaisseau *Le Saint-Mathurin*, armé en course ; Dominique des Foretz, chirurgien.

2 juillet : Vaisseau *Le François de la Paix*, armé en course ; 91 hommes. Les deux Dupré, chirurgiens.

28 juillet : Navire *La Couronne*, armé en course : 78 hommes. Joseph du Val, 1er chirurgien, Claude des Champs, 2e chirurgien.

3 août : Frégate *Le Vainqueur*, armé en course ; 78 hommes, Jacques Legrand, sieur des Maretzs, chirurgien.

17 octobre : Navire *Le César*, pour Marseille, Port-Louis ; Nicolas Pansat, maître-chirurgien.

19 octobre : *Le Saint-François*, armé en course ; 172 hommes ; Jean Astruc, maître - chirurgien, Ambroise Noblet, de Caen, 2me chirurgien, Jean Gautier, de Crossac, 3me chirurgien.

8 novembre : Vaisseau *Le François d'Argouze*, armé en course ; Joseph Donat, sieur de la Garde, chirurgien.

Sans date : *La Sainte-Anne*, allant à Dunkerque ; 26 hommes et 6 passagers ; Nicolas Lanquen Dartois, chirurgien.

Dans cette nomenclature, ne sont point indiqués les rôles de bâteaux plus petits, montés par 6 à 12 hommes et faisant le cabotage sur les côtes. Ces petits navires ne comportent pas de chirurgiens parmi leur équipage. Il en sera de même pour les années suivantes.

En 1692, on compte 26 corsaires dont les rôles sont conservés à Saint-Servan.

Le premier en date arme le 12 janvier :

Le Grenadan prend la mer pour faire la course avec 238 hommes. Il embarque deux chirurgiens : le sieur de la Chapelle Fesren, maître - chirurgien, et François Bellan, 2me chirurgien.

Quatre jours après, 16 janvier, appareille le vaisseau *Le Dromadaire*, armé en course avec seulement 50 hommes d'équipage. Il a aussi deux chirurgiens : Jean Seigneur La Chapelle et Jean de La Cour.

Le 25 juillet, la Frégate *La Victoire* montée par 220 hommes tient le record avec 6 chirurgiens : Pierre Dufas, 1er chirurgien, François Ferin de la Chapelle, maître-chirurgien, François Billan, 2e chirurgien, Jean Thuillier, de Saint-Ideuc, 3me chirurgien, Pierre-Louis Choësnet, 4me chirurgien, Jean Bidel, de Cancale, adjudant aide-chirurgien.

En 1693 : 44 corsaires arment à Saint-Malo, mais déjà les chirurgiens se font plus rares. Le 8 janvier, le vaisseau *Saint-Antoine* armé de 52 canons, monté par 289 hommes, ne possède qu'un chirurgien, le sieur François Vanon de la Montière, âgé de 44 ans.

En revanche le 13 décembre de la même année, le vaisseau *Le Joseph de Provence*, jaugeant 300 tonnes, armé de 24 canons, possède pour ses 80 hommes : François Pillon, de Grave en Provence, âgé de 23 ans, Daniel Blanchet, de Ruffec, maître-chirurgien, âgé de 20 ans, et Pierre Daczuèvre, de Saint-Jean de Luz, maître-chirurgien, âgé de 30 ans.

Il ne faut pas oublier que pendant le mois de novembre 1693 (26 nov. et jours suivants) les Anglais bombardèrent Saint-Malo et lancèrent contre les remparts une machine infernale qui fit heureusement plus de bruit que de mal.

Pendant ce mois, le dernier corsaire sorti de Saint-Malo avant l'arrivée de la flotte ennemie est *La Sincère*, armé de 14 canons, monté par 53 hommes, se dirigeant vers Terre-Neuve. A bord, était embarqué comme chirurgien, Joseph Donat, sieur de la Garde, âgé de 35 ans.

Après la retraite des Anglais, sortit à son tour le 11 décembre, le corsaire *l'Amitié* avec 20 canons et 155 hommes et comme unique chirurgien, Etienne Raffray, de Saint-Malo, âgé de 30 ans.

Il faudrait un volume pour énumérer les Corsaires Malouins et les chirurgiens qui les montaient.

En 1757, malgré la flotte anglaise, maîtresse de la mer, 35 bâtiments quittent Saint-Malo pour faire la chasse aux ennemis héréditaires.

Le Corsaire *Le Duc d'Aiguillon* part le 23 février, armé de 26 canons ; son équipage de 299 hommes compte quatre chirurgiens :

Jean Chauvin, de Saint-Malo, chirurgien-major et 1er lieutenant.

Louis Chauvin, de Saint-Malo, 2me chirugien et enseigne.

Charles Le Roux, de Saint-Germain d'Avay, 3me chirurgien.

Louis Lebreton, de Saint-Malo, 4me chirurgien.

Le 24 décembre, le navire *La Duchesse de Fitz-James* appareille en plein hiver, avec 32 canons et 251 hommes dont trois chirurgiens :

Jacques Vitard, de Saint-Servan, chirurgien-major.

François Dapaud, de Libourne, 2me chirurgien et enseigne.

Guillaume Badé, de Saint-Malo, 3me chirurgien.

Quelques années plus tard, les registres sont moins sobres de renseignements, et nous trouvons quelques détails intéressants sur la vie et les campagnes de nos confrères.

En 1759, Nicolas Gallan Frelambot, médecin-chirurgien, né à Saint-Malo, au bas de la rue des Grands Degrés, s'embarque sur le *Bien Aimé*, armé en course ; pris par les Anglais le 8 mars suivant, il s'évade de Portsmouth, passe sur un navire hollandais et arrive au Havre le 26 juillet 1763. Le 30 août de la même année, il embarque sur la frégate *L'Aigle*, commandée par M. de Bougainville, et meurt le 8 juillet 1764.

1760, René-Marc Le Venneur, âgé de 25 ans, embarque

sur le navire *X*, partant aux Indes, nom masqué, en qualité de médecin, officier de la Compagnie.

Enfin la même année, je remarque encore la brève et lugubre indication suivante : Gilles-Marie Guillard, né à Saint-Malo, embarqué médecin sur *La Renommée*, armée en course et disparue.

J'arrête ces citations que je pourrais prolonger à l'infini. Je me bornerai à signaler le nom de Broussais, qui lui aussi a commencé sa glorieuse carrière par une campagne à bord d'un corsaire.

« *Archives de l'Amirauté.* » L'an 8, il embarque à bord du Corsaire le *Bougainville*, monté par 71 hommes, en qualité de chirurgien-major. Il reçoit 400 livres d'avances et après la campagne, a droit à quatre parts sur le tiers des bénéfices. La liquidation fut fructueuse, et le 26 frimaire an IX, on lui compte 7,450 livres.

Pendant cette croisière de trois mois, les frais occasionnés par le service du chirurgien n'ont pas été considérables. Voici en effet la modeste facture jointe aux autres comptes :

Pour le service de Chirurgien :

Trois couvertures, trois matelas, deux paires de drap, charpie, vieux linge..	198 lv.
Mémoire des médicaments.	145 lv.
Instruments de chirurgie.	120 lv.
Grand coffre et divers autres objets..	29 lv.
	490 lv.

Les Biographes de Broussais[1] disent qu'il embarqua d'abord à Saint-Malo sur la corvette *L'Hirondelle*, j'ai

1. Roger, *Les Médecins bretons*, 1900 ; L. Duplais, *Broussais*, 1891.

vainement cherché son nom dans le rôle d'équipage de ce vaisseau.

En 1793, le chirurgien était Victor Auffray, d'Erquis.

L'an VII, 6 brumaire : Pierre-Fr. Macé, de Dinan; Vincent Heurtault, de Saint-Servan.

Mais la corvette a fait bien des campagnes et il est fort possible que l'on retrouve le nom de Broussais dans des pièces éparses et non classées.

Dans un article nécrologique du 4 décembre 1838, (Journal *Vigie de l'Ouest*), le docteur Chapel, de Saint-Malo, contemporain et ami de Broussais, indique son embarquement en premier lieu sur cette corvette, et son témoignage est pour moi absolument probant.

Mais en cherchant vainement la trace de cette première campagne de Broussais, j'ai trouvé la composition d'un coffre de médicament embarqué l'an VII à bord de l'*Hirondelle* dont je donne ci-après le détail à titre documentaire.

An 7me

Frimaire

23

———

N° 137

———

DOIT LE Cen MENCE, à JAMARD Apre pour MEDICAts fournis au CORSAIRE L'HIRONDELLE.

SAVOIR

1 once Esprit Volatil de sel ammoniac.	2 liv.
2 onces de Camphre.	4 liv.
1 livre Eau Vulnéraire Spiritueuse.	6 liv.
4 livres Suc de Réglisse.	10 liv.
1 livre Emplatre Diachilum Gommé.	6 liv.
8 onces fleurs de Sureau.	1 liv.
5 livres de mauve en sorte.	15 liv.
6 livres Miel commun.	2 liv. 8 sols.
2 onces de Cantharide en poudre.	2 liv.
4 onces de Sel de nitre purifié.	1 liv. 12 sols.

6 livres Orge Mondé	3 liv.
1 livre Onguent Supuratif.	3 liv.
1 livre idem de Stirax..	3 liv.
6 onces de Jalap en poudre.	3 liv.
2 gros de pierre infernale	4 liv.
1 livre de quinquina fin en poudre.	16 liv.
8 onces idem en écorce..	6 liv.
1 livre de sel d'Epsom..	1 liv.
1 livre de Sené criblé.	8 liv.
8 onces Extrait de Saturne.	2 liv.
2 gros de tartre Emétique.	1 liv.
8 onces de thériaque.	3 liv.
1 once de teinture anodine de Sydenham. . .	3 liv.
1 once agaric de chêne.	» 8 sols.
1 livre fleurs pectorales..	1 liv. 10 sols.
8 onces fl. de Camomille.	» 10 sols.
4 onces Vulnéraire Suisse.	» 10 sols.
4 livres Graine de lin.	1 liv.
4 onces de Rhubarbe de Chine dont 2 onces	
en poudre.	7 liv.
4 livres de racines de reglisse sec.	3 liv.
4 onces Vitriol Blanc et Bleu..	1 liv.
2 livres Tamarins de Linde..	4 liv.
2 onces alun crue et calciné.	» 8 sols.
6 onces de confection d'hyacinthe.	3 liv.
4 onces de Diascordium..	2 liv.
2 onces Esprit de Vitriol dulcifié.	» 10 sols.
12 onces idem de Cochlearia.	7 liv. 4 sols.
2 livres 1/2 de sirop pectoral..	6 liv.
2 livres 1/2 idem de Limons.	10 liv.
1 livre Beaume d'arceus..	3 liv.
8 onces onguent de la mère.	1 liv. 10 sols.
8 onces idem gris..	1 liv. 10 sols.
4 onces pommade mercurielle double.	4 liv.
4 gros précipité rouge.	2 liv.
8 onces cire blanche.	1 liv. 10 sols.

8 onces de térébenthine fine. . . . .   1 liv.

1 gros de Kermes Minérale. . . . .   1 liv.

2 onces de pilules mercurielle . . . .   4 liv.

8 onces Esprit de Vin rectifié. .   . . .   3 liv

4 onces Semen Contra en poudre. . . . . .   3 liv.

1 gros de Mercure doux. . . . .   1 liv. 10 sols.

1 livre Crême de tartre soluble. . . . . . .   3 liv.

2 onces d'ipecacuenha en poudre. . . . . . .   12 liv.

4 gros de Gomme adraganthe en poudre. . .   1 liv.

1 once Liqueur mineral anodine d'Hoffman. .   3 liv.

4 onces de tinture de mirrhe et aloès. . . . .   2 liv.

8 onces Salsepareille et squine. . . . . . .   3 liv.

2 onces Eau de Rabel. . . . .   2 liv.

1 once Eponges préparées. . . . .   3 liv.

3 livres de chiendent. . . . .   2 liv.   5 sols.

1 livre de racines de patiance sauvage. . . .   1 liv.

8 onces emplatre Vesicatoire. . . . .   3 liv.

1 livre de pommade citrine. . . . .   8 liv.

Une pinte de Suc de Limons. . . . .   4 liv.

Vases et Ustensiles.

20 Bouteilles et flacons de différentes grandeur. . . . .   5 liv.

37 pots de différentes grandeur. . . . .   9 liv.

Pour la boëte qui contient la manne. . . . . .   »   15 sols.

12 sacs de toile de différentes grandeur. . . .   6 liv.

3 Peaux de mouton. . . . .   3 liv.

Une balance avec son poids de Marcs de 8ces.   8 liv.

Un trébuchet avec ses grains. . . . .   6 liv.

Pour le coffre qui contient les médicaments. .   20 liv.

6 livres Etoupes fines. . . . .   2 liv.   8 sols.

4 onces fil à coudre. . . . .   1 liv. 16 sols.

40 aulnes Galon de fil. . . . .   4 liv.

Une parche d'Epingles fortes. . . .   .   1 liv. 10 sols.

30 Eguilles et son Etui. . . . .   »   10 sols.

2 Eponges fines. . . . .   1 liv. 16 sols.

4 mains de papier griffon.	1 liv.	8 sols.
4 idem idem Gris..	»	12 sols.
25 plumes.	»	10 sols.
8 onces Encres..	»	16 sols.
2 feuilles de Grand Carton..	1 liv.	4 sols.
1 idem fer blanc.	1 liv.	
	303 liv.	10 sols.

Reçu les articles ci dessus, Saint Servan, ce 20 frimaire, An 7.
Pour acquit ce 4 Nivose 7eme année Républicaine.

JAMARD.

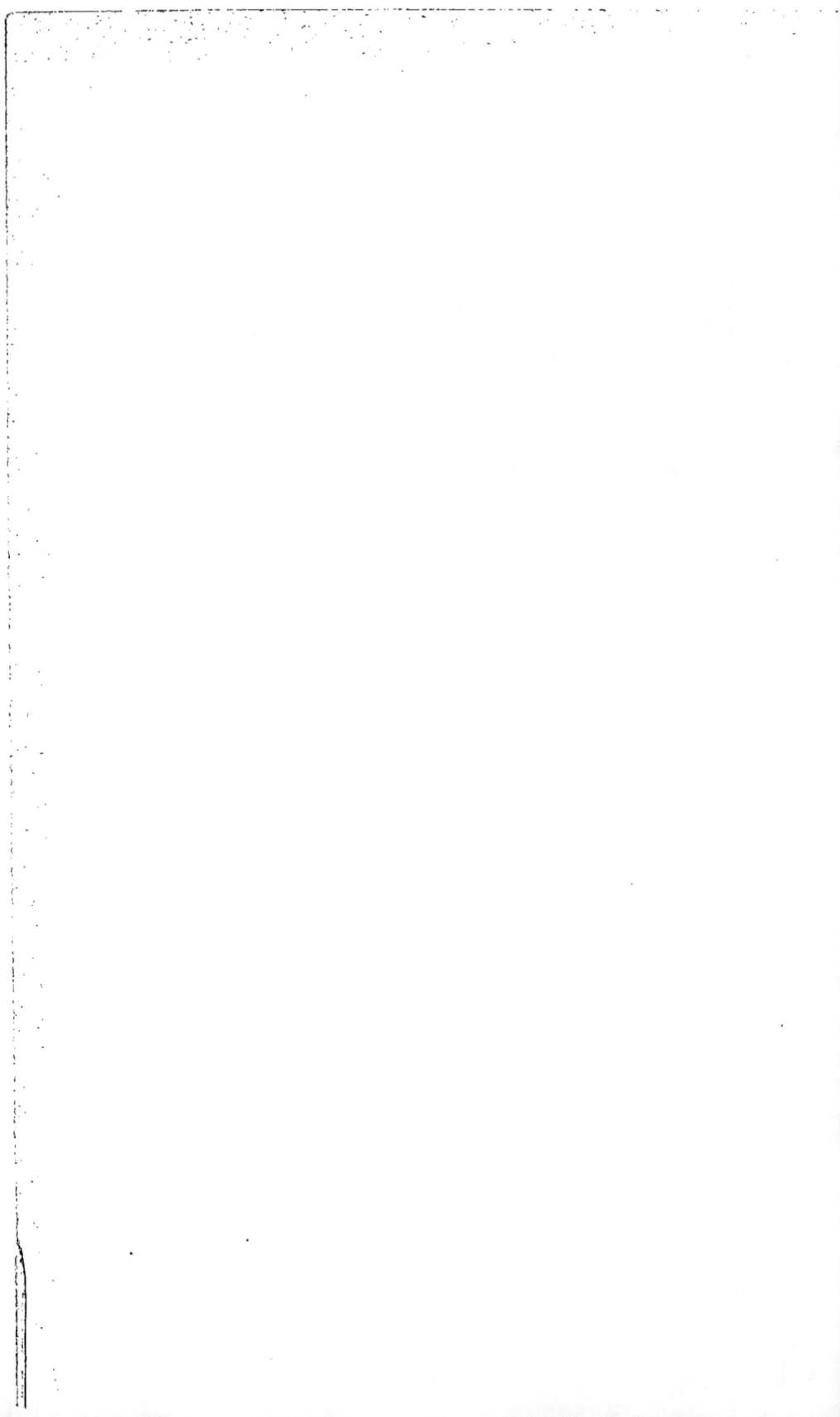

CHAPITRE VI

La Médecine sous la Révolution.

L'ère des réformes qui, quelques mois plus tard, sera nommée « la Période Révolutionnaire, » commence vraiment à Saint-Malo le 1ᵉʳ mars 1790. Ce jour, Maître Claude Guy Louvel, Sʳ Duparc, avocat au Parlement, conseiller du Roy, est élu maire de Saint-Malo et dépendances, ainsi que de son faubourg de Saint-Servan.

L'assemblée de la Municipalité siège tous les jours, souvent matin et soir. A l'Hôtel de Ville sont concentrés tous les services : ordre public, justice de paix, garde nationale, sans négliger les intérêts de la Ville et la défense de ses droits. Chaque citoyen réclamant demande l'entrée, est introduit à son tour, libre ou escorté suivant le cas, dépose sa plainte, expose ses récriminations ou ses excuses, et justice est rendue, séance tenante :

7 juin 1790. — Ensuite a été fait lecture d'un procès-verbal de M. Gouard, maître en chirurgie, qui certifie s'être transporté au cabaret, ayant pour enseigne « le Comte Destaing » à la réquisition du Sʳ Dazart pour visiter la servante qui avait été maltraité par Mondéon, duquel il résulte que cette servante a une forte contusion à la cuisse avec equimose et plusieurs bosses à la tête.

23 août. — Les Docteurs Massey, Chifoliau et Moulin apothicaire, sont commis pour examiner de la farine prétendue avariée. Le 24, les experts estiment les

farines altérées. Au 18 septembre. les frais de vacations des experts s'élèvent à 282 lv. 10 s. Il est vrai que, dans cette somme, sont compris les honoraires de deux ou trois experts commerçants.

12 octobre. — Ayant donné lecture de la requête présentée par le Sr Gouard, maître en chirurgie de cette ville, tendant à un établissement de cours de chirurgie, l'assemblée, convaincue de l'utilité de cet établissement, a accordé à cette fin le corps de garde sur la Hollande, à la charge de le remettre à la Municipalité toutes les fois qu'elle le requerra, sauf audit Gouard de se conformer aux statuts et reglements de son corps.

Cette autorisation a été déjà donnée, au même endroit. pour établir une Ecole de Médecine destinée surtout aux chirurgiens de marine *(Voir chap. V)*. Il est probable que l'Ecole de Chirurgie maritime resta en projet comme celle de M. Gouard.

8 janvier 1791. — Curieux conflit qui prouve bien l'autorité naissante et déjà respectée des corps constitués. Les médecins et chirurgiens s'excusent comme s'ils avaient tort.

Le nommé Pierre Ferland, portefaix de cette ville. ayant demandé l'entrée, s'est plaint que cette nuit, sa femme en peine d'enfants, il avait été inutilement chercher MM. Gouard et le Roy et M. le Court de Billot, chirurgiens de cette ville, sans avoir pu obtenir qu'une seule visite du Sr Gouard. et qu'en conséquence sa femme était accouchée sans les secours ordinaires. Sur quoi, ledit Ferland retiré, l'assemblée a fait mander les trois chirurgiens cy-dessus denommés qui ayant successivement comparu en l'assemblée, se sont excusés sur ce qu'ils étaient en fonction : savoir le Sr Gouard chez le Sr Canneva dont l'enfant était baigné dans son sang, par l'ouverture d'une saignée, et les deux autres, chacun auprès d'une

femme de cette ville, en peine d'enfants et qu'ils ont délivré
cette nuit, ce dont ils ont offert d'administrer la preuve, qu'ils
étaient surpris que le plaignant ne se soit pas adressé à quelqu'un de leurs confrères; la Municipalité a recommandé à ces
Messieurs l'assistance de leur bons soins principalement
envers la classe indigente des habitants.

Les médecins, chirurgiens et apothicaires de Saint-
Malo furent les premiers à prendre une part active au
mouvement d'émancipation; beaucoup, effrayés des excès
révolutionnaires contre les personnes et les propriétés,
se retirèrent à temps et vécurent à l'écart : quelques-uns
furent emprisonnés comme suspects, d'autres comme terroristes, mais je n'en connais pas un seul qui ait payé
de sa tête l'ardeur de ses convictions. Tous ont survécu,
grâce à l'empressement qu'ils ont mis, même aux pires
époques, et sans différence d'opinion, au service des malades, des blessés et des pauvres, soit de leur plein gré,
soit à l'invitation de la Municipalité.

Mais bientôt l'autorité n'est plus une : La Chambre
révolutionnaire émet des vœux; la Société populaire
délibère et impose son opinion; le Comité de surveillance donne son avis qui est souvent un ordre; les Administrateurs du District, à leur tour, centralisent le tout et
pèsent sur le maire et les officiers municipaux. Aussi
l'exercice de la médecine, déjà menacé en 1791 dans son
indépendance, devient de plus en plus difficile. Certaines
charges sont enlevées à de paisibles titulaires accusés
d'incivisme, et pourvues d'hommes nouveaux; la Communauté des Maîtres Chirurgiens, errante, réclame en vain
une modeste chambre pour tenir ses séances et procéder
à la réception d'un nouvel aspirant.

C'est d'après les registres de ces diverses assemblées
qui, toutes, ont leurs procès-verbaux et leurs archives,

que nous chercherons à retracer l'histoire de la Médecine à Saint-Malo pendant la Révolution.

Je trouve la liste complète des médecins, chirurgiens et apothicaires exerçant alors à Saint-Malo et dépendances, dans un petit livre daté de 1790 : « Les Etrennes Malouines, » édité chez M. Hovius, imprimeur-libraire à Saint-Malo, au bas des Halles.

C'est évidemment la situation de la Ville, telle qu'elle était en 1789, puisque le livre paraissait chaque année, vers le 1ᵉʳ janvier, pour les étrennes des Malouins.

Liste des Médecins.

Mrs.

Chapelle le Mesle,	Porte de Dinan.
Sébire,	à l'Evêché.
Bougourd,	Rue des Cimetières.
Massey,	Près Saint-François.
Baudri,	Grand-Placitre.
Chiffoliau. Fils,	Intendant des Eaux Minérales du Clos-poulet, rue Sainte-Marguerite.
Tresvaux de la Roselaye,	à Saint-Servan.
De Noual.	

Liste des Chirurgiens.

Mrs.

Chifoliau, lieutenant et doyen,	Au Pilori.
Le Masson.	Absent.
Martin.	Près Saint-François.
Le Mesle, Chirurgien - Major Militaire de l'Hôpital de Saint-Malo,	Rue Saint-Benoist.
Boré,	Place Cathédrale.
Quesnel,	absent.
Marchand Ducris.	à Saint-Servan.

Gouard,	Rue des Halles.
Le Court de Billot,	Rue de la Vicairie.
Bruneau,	à Saint-Servan.
Rays,	Grande Rue.
Agasse,	à Saint-Servan.

Chirurgiens de la dépendance de Saint-Malo.

Le Roux,	à Saint-Servan.
La Roche Lucas,	à Saint-Servan.
Deslandes Potier.	à Saint-Servan.
Le Copf,	à Paramé.
Jones, par Rennes.	à Saint-Servan.

Apothicaires.

Moulin,	Croix du Fief.
Fanonnel,	Au haut de la Grand'Rue.

D'autres noms viendront s'ajouter les années suivantes à cette liste : MM. Mahé et Grezet, médecins, vont jouer un grand rôle dans les faits qui sont rapportés ci-après.

Le 25 février 1791, à la Chambre Patriotique de la Révolution, M. Chifoliau, médecin, colonel de la Garde Nationale de cette ville et l'un des membres de la Société, ayant demandé la parole, a dit :

Ce n'est pas sans douleur que je vois depuis longtemps le virus syphillitique étendre de profondes racines dans cette malheureuse cité et accroître chaque jour le nombre de ses victimes.

Il est de votre dignité, il est de votre devoir, de prêter une main secourable à ces infortunées victimes du sort et des passions. En effet, MM., combien ne voyons-nous pas de pauvres malades périr faute de conseils et de secours? Combien de malheureux, retenus par la honte ou la misère, ensevelissent

dans le silence le germe des maux qui les dévorent et perpé-
tuent ainsi une corruption aussi funeste.

Toutes ces considérations. MM., m'ont déterminé à vous
proposer de former, au nom de la Société des Amis de la
Constitution, à Saint-Malo, un comité de Santé composé de
médecin, chirurgien et apothicaire qui donneront des secours
et des consultations gratuites à tous les pauvres malades du
district, en outre, administreront, aux frais de la Société les
remèdes nécessaires aux infortunés affectés du mal vénérien.

Pour ce faire le Conseil de Santé s'assemblerait deux fois la
semaine, les Mardy et Vendredy, depuis 10 heures jusqu'à
Midy, dans un emplacement destiné à cet objet : il y recevrait
avec bonté tous les pauvres malades du district, leur donnant
les conseils que leur position exigerait, et administrerait gratis les remèdes jugés nécessaires aux indigents de l'un et
l'autre sexe affectés du virus vénérien.

Dès lors, pour donner à cet établissement la consistance et
l'effet que nous sommes en droit d'en attendre, la Société en
instruirait sur le champ le Directoire du District de Saint-
Malo, avec prière d'agréer l'hommage de cette charitable ins-
titution et de nous autoriser à l'annoncer et publier dans les
diverses paroisses du district, afin de multiplier les secours
que nous nous proposons de donner avec cette généreuse
humanité qui suit toujours le patriotisme épuré.

Sur ce délibérant, la Société, extraordinairement assemblée,
après un mur examen, la discussion fermée, a adopté à l'unanimité le projet ci-dessus : en conséquence, a nommé pour
former le Bureau de Santé, M M. Chifoliau, médecin, Martin,
chirurgien, et Moulin, apothicaire, qui voudront bien se réunir les Mardy et Vendredy de chaque semaine depuis 10 heures
jusqu'à Midi dans le lieu qui leur paraîtra le plus commode ;
a arrêté de plus de fournir aux frais des drogues et logement
nécessaires et d'adresser de suite copie de la précédente délibération au Directoire du District de Saint Malo actuellement
siégeant à Rennes par intérim, avec prière de l'agréer et donner communication à nos frères de Rennes.

M.M. Chifoliau, Martin et Moulin, ayant témoignés com-

bien ils étaient flattés d'être mis à même de développer leur
zèle pour le bien public, ont accepté avec empressement cette
honorable commission, et M. le Président leur a de suite
adressé au nom de la Société, les remerciements dus à leur
patriotisme.

M. Desroches, chirurgien dentiste, pensionné par la marine,
et membre honoraire de la Société, a offert ses services audit
Bureau, dans les voyages fréquents qu'il fait à Saint Malo ;
La proposition a été accueillie avec applaudissements.

Le 18 mars, la délibération précédente est présentée
au maire et officiers municipaux de Saint-Malo, avec
prière de protéger ledit établissement.

Avec un pareil début, je pensais trouver dans les procès-verbaux de la Société d'autres indications intéressantes. Il n'y existe que les réceptions comme membres
actifs de MM. Rays, maître en chirurgie (3 juin 1791).

Hamon, chirurgien navigant de Saint-Ideuc (24 octobre 1791).

Le Deuc, chirurgien (5 novembre 1792).

Les registres des délibérations municipales sont heureusement plus complets.

Le 27 janvier 1792, M. Bougourd, médecin, est
nommé commissaire pour la salubrité et l'inspection des
drogues.

9 septembre : MM. Massey, médecin, Rays et Martin,
notables et chirurgiens, sont commis pour visiter au
Château, 200 prêtres de Rennes, et traiter ces détenus
lorsqu'ils en seront requis.

1er novembre : J. François Mahé, chirurgien, démonstrateur pour les accouchements, envoyé par le gouverne-
ment pour faire un cours en cette ville, est venu se présenter à la municipalité, et demander un local. On lui
accorde ce local, mais des points suspensifs dans le

texte indiquent que, pour le moment au moins, on ne
sait où le prendre.

C'est le première fois que Mahé, chirurgien, prend
pied à Saint Malo ; nous allons voir qu'il ne tarde pas à
y faire la loi ; sa rivalité avec Chifoliau, médecin et
colonel, va nous offrir quelques pages intéressantes.

19 novembre. — Sur la pétition du citoyen Lemesle, chirurgien de l'Hôpital, le Conseil, considérant qu'il y a un décret,
non venu officiellement à la vérité, mais existant qui dispense
du service personnel les officiers de santé ; considérant le
grand âge du citoyen Lemesle qui approche de 60 ans ; considérant que ses fonctions l'appellent au soulagement des malheureux à l'Hôpital, et que c'est dans le moment du danger
que sa presence y est le plus nécessaire, a permis au citoyen
Lemesle de se faire remplacer et arrête que copie du présent
sera envoyé au commandant du Bataillon du Nord

11 décembre : Le citoyen Bougourd, médecin, demande, comme officier de santé, a être dispensé du service personnel de la garde nationale, offrant de se faire
remplacer.

Le Conseil refuse, « Considérant qu'aucune loi ne dé-
« termine ce qu'on entend par officier de santé, a passé
« à l'ordre du jour. »

Le service personnel de la garde nationale était une
lourde charge. Cependant, chacun y était astreint et les
exceptions étaient subordonnées aux maladies reconnues
et aux fonctions ; et encore, dans ce dernier cas, nous
voyons le Conseil vouloir ignorer le 11 décembre ce qu'il
a admis le 19 novembre. Ce qui prouve que le bon plaisir pouvait parfois tenir lieu d'argument.

Vu l'abus des certificats, les citoyens Rays, Grezel et Martin sont nommés pour déterminer les cas où quelqu'un pourra
être exempté de la garde. (5 janvier 1793.)

Le 12 janvier 1793, Bougourd revient à la charge et demande à être exempté du service de garde. Nouveau refus : car, si le poste du chirurgien est à l'Hôpital, le médecin n'y est pas d'une égale utilité.

A ce moment la querelle entre les confrères Mahé et Chifoliau commence. Laissant de côté, pour le moment, l'ordre chronologique, je mets les pièces sous les yeux sans conclure, ce qui me semblerait fort difficile ; Mahé a l'air d'avoir le dernier mot, mais disparaît ; Chifoliau meurt en 1810, chevalier de la Légion d'Honneur, médecin en chef des armées, inspecteur divisionnaire du service de santé.

21 Février 1793. — Sur la demande du citoyen Mahé, le Conseil lui a fait délivrer un certificat de la teneur suivante : Nous soussignés, maire et officiers municipaux de Saint-Malo, chef-lieu de district du département d'Ille et Vilaine, certifions que le citoyen Mahé, premier professeur constitutionnel d'anatomie et Démonstrateur des accouchements envoyé dans cette ville par ledit Département, y a donné son cours avec autant d'exactitude que de capacité, et s'y est comporté avec un civisme et une honnêteté qui lui ont acquis l'estime de nos concitoyens.

Le 4 avril, on produit au Conseil une pétition signée de 38 citoyens attestant le civisme et les talents du citoyen Mahé, accoucheur.

Le 18 avril, le Conseil enregistre l'acte suivant :

Armée des Côtes — pour le citoyen Chifoliau....
Brevet de Médecin.

Le Conseil exécutif provisoire établi en vertu de la loi du 15 août 1792, l'an IV de la liberté, prenant une entière confiance dans la capacité, expérience en fait de médecine, vigilance, bonne conduite et civisme du citoyen Chifoliau, l'a nommé à la place de médecin ordinaire à la suite des Hôpitaux ambulans de l'armée des Côtes, pour y remplir les fonctions sous l'autorité du Conseil exécutif provisoire et sous les ordres des officiers généraux et commissaires des guerres employés à ladite armée : Mande et ordonne le conseil exécutif provisoire au Commissaire Ordonnateur en chef de ladite Armée de le faire reconnaître et recevoir en ladite qualité. Fait à Paris, le 6ᵉ jour du mois d'Avril 1793, l'an II de la République Française. Par le Conseil exécutif provisoire. signé Garrat. président. Le ministre de la guerre : Lebrun.

Voilà donc les deux concurrents en présence. Mahé, devenu président du Département d'Ille-et-Vilaine, fait vite acte d'autorité à Saint-Malo.

26 juin. — Sur la réclamation du citoyen Bougourd. médecin de l'Hôpital militaire de cette ville, d'être dispensé du service de garde national à raison de ses fonctions journalières près des pauvres et des soldats malades. le Conseil : Ouï le procureur de la commune, a arrêté qu'il serait écrit au commandant de police de l'admettre à se faire remplacer.

C'est la troisième fois que le citoyen Bougourd manifeste publiquement le désir d'être dispensé du service de la garde nationale. Son insistance paraît suspecte et le 26 septembre 1793 « La Société populaire a envoyé deux « commissaires représenter au Conseil que le citoyen « Bougourd ayant été désarmé et ayant perdu la confiance « publique ne doit plus être médecin de l'Hôpital et de- « mander qu'il soit destitué. Sur quoi le Conseil, ouï le « procureur de la commune, a arrêté qu'il en serait écrit « au ministre de l'Intérieur. »

Quelques jours après, 24 vendémiaire an II, le citoyen Grézet présente sa commission de médecin de l'Hôtel-Dieu de Saint-Malo, et le Conseil l'enregistre comme il suit :

Du 24eme jour du premier mois de la seconde année de la République Française.

Au nom de la République Française une et indivisible, du bien général de la Sainte Montagne, de l'Eternelle Sans-Culotterie, et en vertu des pouvoirs dont nous sommes revêtus par les Sans-Culottes Carrier et Pocholle, Représentants du Peuple dans le département d'Ille et Vilaine et autres, nous François Jean Mahé, officier de santé en chef d'armée et Professeur de chirurgie reconnu tel par le Conseil général de Santé des Hôpitaux Militaires, vu la démission forcée du Sieur Bougourd ci-devant médecin de l'Hôtel-Dieu de Saint Malo à nous adressée par le Procureur de cette commune en date du 14 Octobre. Nommons à son lieu et place, le citoyen Mathieu Grézet, homme d'un civisme éprouvé et reconnu, lequel réunit en son art tous les talents désirables pour de semblables emplois ; enjoignons en conséquence à la Municipalité de Saint Malo, y joint le commissaire des guerres de cette place, d'installer sous le tems de vingt quatre heures pour dernier délai, le citoyen Grezet et de le faire reconnaître et accepter médecin dudit Hôpital et de rapporter procès-verbal de cette installation afin que ledit Grezet possède ses émoluments de cette place à commencer de ce jour

A Saint-Malo, le 14 octobre 1793, an second de la République, premier de l'unité et de l'indivisibilité et de la Sans Culotterie.

Signé : MAHÉ sans culotte très décidé et Président du Département de l'Ille et Vilaine.

Mahé ne reste pas en si beau chemin et le même jour remplace à l'Hôpital, Lemesle, chirurgien depuis 1756 :

En dépit du modérantisme et de toutes les froides entraves que quiconque s'efforcerait d'imposer à la justice et importance de nos réformes, Nous F. J. Mahé..... Destituons de la place de chirurgien major de l'Hôtel Dieu de Saint Malo, le Sieur Lemesle convaincu d'incivisme affiché et nommions à son lieu et place le prononcé et instruit citoyen Pierre Martin dont les connaissances chirurgicales et le civisme ne laissent rien à désirer.....

Mahé, officier de santé en chef d'armée, Président du département l'Ille-et-Vilaine, joue un rôle politique et n'a plus rien à envier à Chifoliau, colonel de la garde nationale et chirurgien d'armée. Mais vient la chute de Robespierre, et il est emprisonné comme terroriste. Sa détention, cependant, ne dure pas longtemps, et dès l'an V il a repris ses cours de chirurgie et d'accouchements.

J'ai trouvé à propos de ce conflit, dans les archives de Saint-Servan, le curieux dossier suivant où la lutte entre les deux confrères arrive à une période aiguë :

2 *Prairial, An V.* — S'est présenté à l'administration municipale, le citoyen Mahé, officier de Santé, lequel a présenté un arrêté de l'administration centrale du Département d'Ille et Vilaine, en date de ce mois, dont la teneur suit :

Bureau central de Police administrative, civile et militaire : L'administration centrale du Département d'Ille et Vilaine, satisfaite du compte qui vient de lui être rendu par l'administration municipale du Canton de Dol, relativement au citoyen Mahé, arrête que cet officier de santé, démonstrateur, se rendra dans l'arrondissement du ci-devant district de Saint Malo, pour y reprendre et continuer ses travaux et fonctions ordinaires, pendant un laps de trois mois, au bout duquel terme il lui sera désigné un autre lieu où il sera tenu de se rendre. Les administrateurs municipaux de Saint Malo et de Saint Servan voudront bien lui procurer un appartement convenable pour ses démonstrations dans leurs localités respectives.

A Rennes le 5 Prairial An 5.

Signé :

AMELINE, LEGRAVERAND, RIOLLAY.

Saint Malo le 24 Messidor 6eme année Républicaine :

Mahé. Professeur de chirurgie et Démonstrateur général d'accouchements pour le Département d'Ille et Vilaine.

Aux Citoyens administrateurs municipaux et Commissaires du Directoire exécutif du Canton de Saint Servan.

Citoyens,

Le médecin Chifoliau ne cesse de prôner et d'arborer des doutes aussi mortifiants qu'injurieux sur ma compétence et capacité pour l'exercice de mes difficiles et importantes fonctions : il a sans doute oublié qu'il m'a précédemment et spontanément notifié une façon de penser bien différente. Il n'y a sans doute que depuis qu'il eut la grandeur d'âme de m'assurer dans les cachots que je n'y séjournerais pas longtemps, si je voulais promettre de ne point fixer ma résidence à Saint Malo ou à Saint Servan, qu'il proteste aussi grossièrement que maladroitement contre ses propres suffrages que je veux mentionner dans toute la pureté dont ils susceptibles. C'est ce qui me porte à le provoquer sagement à me fournir de nouveaux moyens de les justifier de la manière la plus éclatante. Cette plausible fantaisie ne saurait manquer de me faire honneur aux yeux de mes dignes commettants, d'une infinité de personnes qui me donnent des preuves journalières d'intérêt, d'estime et de confiance. D'ailleurs c'est faire droit au cri naturel d'un amour propre nécessaire.

Salut et respect,

MAHÉ.

Conformément à cette lettre où le « cri naturel de l'amour propre nécessaire » se fait entendre, le citoyen Mahé publie une lettre adressée à Chifoliau et deux billets envoyés par ce dernier au Professeur et tout-puissant Mahé, au moment où il réclamait un certificat des officiers municipaux de Saint-Malo.

15

20 février 1793. — Pour le citoyen Mahé. Démonstrateur d'anatomie.

Citoyen, Désespéré de ne pouvoir me rendre à votre dernière leçon pour vous exprimer ma reconnaissance particulière du zèle et de l'érudition que vous avez manifesté dans les diverses démonstrations que vous avez donné dans cette Ville. recevez-en mes excuses et l'assurance positive de l'estime et de l'amitié que vous a voué

Votre concitoyen. CHIFOLIAU, Docteur-médecin.

21 Février 1793. — Comme médecin, j'atteste que le citoyen Mahé a rempli ses fonctions avec le zèle et le discernement qui caractérise l'officier de Santé digne de la confiance du Département d'Ille et Vilaine.

Saint Malo, 21 Février 1793. l'an II de la République.

Signé : CHIFOLIAU.

Pour copie conforme : MAHÉ.

Voici maintenant la lettre adressée à M. Chifoliau et qui fut, comme la précédente, rendue publique :

Saint Malo, ce ... Messidor, an V.

Mahé, officier de santé, au citoyen Chifoliau, médecin.

Citoyen,

J'apprend sans surprise que vous ne cessez de faire jouer inutillement tous les ressorts qui vous sont si familiers pour me desservir dans l'opinion publique. entraver mes travaux et ma carrière instructive et m'écarter les officiers de Santé qui vous paraissent disposés en faveur de ma doctrine sur les trois différentes branches de l'art de guérir que je professe actuellement dans cette commune.

J'ose vous assurer que vous ne réussirez pas mieux dans cette extravagante entreprise que vous ne l'avez fait dans vos lâches tentatives contre le citoyen Moras, officier de Santé d'un mérite distingué.

Vous me qualifié de charlatan ; vous seriez fondé à me traiter ainsi, si j'alais puiser auprès de vous l'humiliante faculté
d'en saisir la véritable allure. Vous êtes mécontent de ce que
je possède une chaire dans le Département d'Ille et Vilaine :
que ne vous présentié-vous pour me la disputer lorsque vous
y avez été invité et que vous pouviez y prétendre comme moi ;
Vous doutez de ma compétence et capacitez pour l'exercice de
mes utiles fonctions ; mettez–moi dans le cas d'apaiser votre
extrême sollicitude à cet égard en me procurant l'indissible
et trop tardive jouissance d'aller me mesurer scientifiquement
avec vous, et seulement sur les parties de la médecine dans
lesquelles vous prétendé. exceller. soit à Rennes, Angers.
Caen, ou ce qui vaudrait mieux, à Paris. Ne croyez pas de
bonne foi que vos magasins d'eaux minérales, votre entrepot
exclusif de spécifiques anti-vénériens, vos canons ellectriques,
vos gallons de général divisionnaire m'en imposent ou m'é-
blouissent. Il me faut des faits.

Vous débité partout que je ne suis que de seconde classe, et
moi qui vous avoue ingénuement qu'il ne m'est encore parvenu aucun de vos exploits médicinnaux qui m'autorise a vous
déplacer de la dernière.

Comme je ne crains point de donner de la publicité à mes
œuvres, j'expédie copies de la présente pour les ministres de
la guerre et de l'intérieur, le conseil de Santé. J'en fais également passer des duplicatas à l'administration centrale du Dép.
d'Ille et Vilaine et aux administrations municipales de Saint
Malo et de Saint Servan et me porterai peut être à la faire
imprimer pour la faire distribuer à plusieurs de mes esti-
mables compatriotes qui savent m'apprécier et qui vous connaissent si parfaitement que je suis persuadé que vos vocifé-
rations sont incapables d'opérer la plus légère sensation.

Au reste, vous acheveré de vous deshonorer si vous refusé
d'obtempérer au défi aussi juste que nécessaire que vos déclarations me forcent de vous articuler.

Salut et fermeté.

Signé : MAHÉ.

Pour copie conforme : MAHÉ.

Cette grande querelle rappelle les pompeux discours des héros d'Homère : mais l'époque dangereuse est passée et Mahé, sorti de prison, n'aspire qu'à reconquérir quelques vestiges de sa haute situation passée.

En reprenant l'étude des archives municipales, nous retombons en pleine période critique dont médecins et pharmaciens subissent eux aussi les atteintes.

22 juin 1793. — Contribution patriotique. — Vu la requête du citoyen Gouard, le Conseil, considérant qu'il a, de notoriété publique, donné des boucles d'argent de la valeur de 40 livres, et son dixième de mobilier appartenant à la ci-devant communauté des chirurgiens montant à 3.600 livres, ce qui, avec les 200 livres de sa soumission, forment un don réel de 600 livres, en contribution patriotique, est d'avis que la 1ère soumission faite par le citoyen Gouard doit avoir sa pleine et entière exécution, en conséquence il soit déchargé de ce supplément de 100 lv. auquel il avait été assujetti.

Cette délibération nous montre la fin de la Communauté des maîtres chirurgiens. L'actif est partagé entre les 10 membres survivants, et Gouard, maître en chirurgie, offre sa part comme contribution patriotique.

Ce don de 600 lv. ne sauva pas Gouard de tracasseries pénibles. Le 16 germinal an II, sur l'ordre de Carpentier, représentant du peuple, il est mis en état d'arrestation et des scellés sont apposés sur ses papiers.

Le 13 février an II, on fixe la contribution patriotique de Fanonel, apothicaire.

Le Conseil, considérant que le revenu foncier de Jean Fanonel, joint au produit de son état lucratif, doit lui donner plus de 600 livres de revenu indépendamment des charges dont il fait état dans sa requête : Oui le substitut du Procureur de la

Commune, et lecture de la requête dudit Fanonel, a fixé sa contribution patriòtique à 150 livres.

7 pluviôse an II. — Un nouveau venu, le citoyen Le Deue, est désigné pour donner ses soins aux malades de la prison attaqués de maladies contagieuses. Il devra lui être attribué un traitement. Le Deue, chirurgien, s'est fait inscrire le 5 novembre 1792, à la chambre patriotique de la Révolution.

Le 2 pluviôse, Le Deue présente un rapport avec les citoyens Coquerel et Desplanches, commissaires de la prison. Le Conseil, vu qu'il résulte de ce rapport que plusieurs prisonniers sont attaqués de maladie grave qu'ils paraissent tenir de l'épidémie dont étaient attaqués les brigands, sentant l'urgente nécessité de couper pied à ce fléau qui pourrait se communiquer aux habitants et causer des ravages affreux, a arrêté de faire provisoirement transporter lesdits malades au Talard.

Le 19 pluviôse, les Sœurs grises, chargées des secours aux indigents, sont destituées pour cause d'incivisme, et le 27 le Conseil nomme :

Pour la section du Nord : Chifoliau, médecin ; Moulin, apothicaire.

Pour la section de l'Est : Martin, chirurgien ; Chédeville, apothicaire.

Pour la section de l'Ouest : Le Deue, chirurgien ; Fanonel, apothicaire. Les chirurgiens et médecins donneront leurs soins, et les apothicaires les remèdes.

Le 2 ventôse, le citoyen Sénéchal est prié de se transporter à l'Hôtel-Dieu pour veiller à la distribution des drogues aux malades, en attendant qu'on puisse trouver une personne dans le cas de faire cette distribution.

Le 5 ventôse, le citoyen Macé est nommé médecin de l'Hôtel-Dieu. Cet inconnu ne reste guère qu'un an en fonction. C'est aussi le sort du citoyen Godart, installé le 17 germinal, comme apothicaire major de l'hospice.

Enfin le 14 germinal, la citoyenne Toré est provisoirement admise en qualité de pharmacienne économe pendant l'espace de temps nécessaire pour éprouver sa capacité.

Pendant ce temps, le comité de surveillance fait comparaître à sa barre les suspects : la maladie ou les infirmités sont les seules excuses admises, et encore ces empêchements doivent être constatés par certificats médicaux.

Le 10 floréal, le citoyen Grezet certifie que Dessaudrais-Sébire est attaqué depuis trois mois d'un rhumatisme goutteux qui le retient au lit.

Il est aussi arrêté que la citoyenne Marie-Elisabeth David, femme Bellevue. ne se déplacera point attendu qu'elle est attaquée de fortes palpitations, chaleurs fréquentes à la tète et à la poitrine, de mouvements spasmodiques qui viennent plusieurs fois le jour, qu'elle a le genre nerveux fort irritable ; qu'il est de notoriété publique qu'elle n'est pas sortie de chez elle depuis plus de cinq ans, et que par conséquent, elle est hors d'état de pouvoir être transportée sans occasionner des accidents graves, ce qui est attesté par le citoyen Grezet, officier de Santé.

12 floréal an II. — Le Sans Culotte Grézet, officier de Santé. a délivré ce jour un certificat qui constate que la citoyenne Anne Françoise Sauvage Beauséjour est attaquée d'une paralysie. que d'ailleurs elle a une bouffissure sur la figure qui la prive momentanément du libre exercice de l'organe de la parole.

Le citoyen Grezet est alors le médecin officiel, commis

aux rapports. Nous transcrivons ci-après un échantillon curieux de sa prose.

Rapport du citoyen Grezet, officier de Santé.

L'an II de la République Une et Indivisible, ce jourdhui 7 Floréal, à trois heures de l'après-midi, en vertu du réquisitoire qui m'a été adressé par le Conseil de la Commune de Port-Malo, je me suis transporté au poste des Sans Culottes, à l'effet de vérifier l'état de maladie de la citoyenne Marguerite Pointeu, détenue au Bidoret. Là, j'ai fait diverses questions à la dénommée qui m'a répondu indirectement à tout ce que j'ai pu lui dire, sans qu'elle ait pu me donner des détails précis sur la cause des mouvements convulsifs dont elle est affectée : Examen fait de son état et des renseignements que j'ai pu me procurer, je pense qu'elle est attaquée d'une fièvre Phrénétique qui peut la porter à des mouvements terribles et dangereux pour ceux et celles qui l'approcheraient dans le moment de l'accès. La Phrénésie pourrait très-bien avoir pour cause le fanatisme religieux. Son tempérament craintif et mélancolique la rend susceptible des fureurs exaltées qui accompagnent quelquefois les opinions religieuses. Il conviendrait de la faire transporter à l'Hospice de Santé générale en Solidor, dans l'un des cabinets de cette maison, pour empêcher qu'elle ne blesse ceux qui seraient obligés de l'approcher. Signé Grezet, médecin.

La loi du 18 août 1792 avait supprimé toutes les corporations. Les collèges de médecine et de chirurgie avaient disparu avec les autres confréries, et nous avons vu un des maîtres chirurgiens de Saint-Malo offrir pour une partie de sa contribution patriotique le dixième qui lui revenait de la liquidation de la Communauté. Il n'était donc plus possible de créer officiellement de nouveaux praticiens. Le décret du 14 frimaire an III installe trois écoles de Santé qui deviendront les Facultés de Paris,

Strasbourg et Montpellier. Mais il faut arriver au 9 ventôse an XI pour voir promulguer la loi sur l'exercice de la médecine.

La situation anormale qui favorisait l'essor des empiriques et des rebouteux dura cependant moins longtemps que les actes officiels pourraient le laisser supposer.

Dans son remarquable discours sur « L'Enseignement médical à Rennes » prononcé le 16 mars 1895, M. Perrin de la Touche, alors professeur à l'Ecole de Médecine, dit :

Mais déjà presque au lendemain de la loi du 18 août 1792 supprimant, avec toutes les corporations, les anciennes institutions d'enseignement médical, l'initiative privée avait essayé de remédier, autant que possible, à ce triste état de choses, en créant dans plusieurs villes, et à Rennes en particulier, des cours libres de médecine et de chirurgie.

L'initiative privée ne fit, il me semble, que suivre la route tracée par les pouvoirs publics, si j'en juge par ce que j'ai pu trouver dans les archives de Saint-Malo et de Saint-Servan. Je pense que ces villes n'ont pas été seules privilégiées ; en cherchant, l'on mettra au jour les mêmes faits, à Rennes et dans toutes les autres grandes cités françaises.

Nous voyons le citoyen Mahé chargé, dès le 1er novembre 1792, d'un cours d'accouchement à Saint-Malo. Sauf un emprisonnement passager, il continue, malgré son titre d'agent national, ses fonctions jusqu'en l'an V.

Mais à côté de missions semblables, de délégations temporaires, un Conseil de Santé est créé prenant ses pouvoirs du Comité de Salut Public auquel il est rattaché. Il a pour but de choisir les gens capables de servir aux armées en qualité de médecins, chirurgiens et pharma-

ciens, et pour éprouver leur science et leur pratique, leur
fait passer, à distance, des examens écrits fort sérieux.

COMMISSION DE SANTÉ. — HOPITAUX MILITAIRES.

Décret du 3 Ventôse, An II.

1º Tous les officiers de Santé sont à la disposition du Conseil
exécutif provisoire, pour être répartis dans les armées de la
République, conformément aux besoins du service.

2º Ils adresseront au Conseil de Santé des attestations
authentiques qui constatent leur nom, le lieu de leur naissance,
leur âge, leur civisme, le temps depuis lequel ils exercent leur
profession et trois mémoires dont le sujet sera déterminé par
le Conseil de Santé, la rédaction confiée à la surveillance des
Municipalités et des Sociétés populaires.

En exécutiou des dépositions de la loi, citoyens, la commission de Santé vous adresse, sous cachets, trois billets contenant les questions à proposer au citoyen Le Marchand, chirurgien, demeurant dans votre commune.

Le même imprimé est adressé contenant les questions
à proposer « au citoyen Le Roy, Pharmacien de 2me classe
« dans les Hôpitaux militaires situés dans votre com-
« mune. »

Voilà deux expéditions avec la même formule, l'une
pour Le Marchand, officier de Santé, chirurgien, exposé
à être appelé aux armées. L'autre, pour Le Roy, pharmacien, militaire déjà par ses fonctions aux hôpitaux.

Nous allons transcrire le dossier concernant Le Roy,
pharmacien, le seul qui existe au complet dans les
archives de Saint-Servan.

Du 10 Thermidor. an II de la République Une et Indivisible.
vers les 10 h. du matin, nous, Alexandre Fruchard. substitut de
l'agent national de la commune de Port-Solidor, et Thomas

Courneuve officier municipal, Jean Carouge, officier de police et François Gallais, capitaine navigant, tous commissaires nommés par la municipalité et la Société populaire de Port Solidor, en exécution de la loi et de la lettre de la Commission de Santé, nous fait appeler le Citoyen Etienne Leroy. Pharmacien de la 2ème classe dans les Hôpitaux militaires, et après lui avoir déclaré que le motif de notre commission était de lui proposer de résoudre successivement les trois séries de questions que nous a transmis le Comité de Santé, et constater qu'il y avait lui-même fait réponse ; ce qu'il a de suite accepté. Nous nous sommes ensemble retirés dans une chambre particulière de la maison commune où nous lui avons remis le paquet cacheté de la 1ere série de questions, et avons refermé avec la clef, la dite chambre, après l'avoir muni de papier, plume et encre seulement. Retirés dans la salle commune, nous avons suppercédé jusque vers une heure après midi que le dit citoyen nous a fait connaître avoir terminé sa réponse, laquelle il nous a remis, et l'avons incontinent cachetée et déposée à la municipalité. La Séance a été renvoyée au 12 courant pour ce qui concerne les deux autres séries de questions :

Signé Fruchard, Carouge, Courneuve, Gallais.

La 2e séance dure, le 12, de dix heures à midi. La troisième reprend le même jour à deux heures du soir pour se terminer à huit heures.

Port Solidor, 15 Thermidor l'an 11 de l'ère républicaine.

La Commission nommée par la municipalité et le comité de Surveillance pour remplir les feuilles des officiers de Santé.

Aux citoyens, maire et officiers municipaux de la commune de Port Solidor :

Citoyens,

Nous vous remettons ci joint la feuille du citoyen Le Roy que nous avons remplie et renfermée dans un paquet cacheté. Ce pacquet doit être joint aux trois pacquets de séries de questions qui concernent ce citoyen, pour être remis à la Commission de Santé à Paris.

Salut et fraternité.

Voici les questions posées au citoyen Le Roy, contre-signées par lui pour copie conforme :

1ère Série.

Indiquer de combien de parties un végétal est composé. Indiquer les précautions à prendre dans le choix, la préparation et la conservation de chacune des parties d'un végétal pour l'usage de la médecine.

NOTE. — Avoir l'attentation de nommer chacune des parties d'un végétal, du nom qui leur est propre

Qu'est-ce que l'ipécacuanha ; quelles doivent être les précautions pour pulvériser l'ipécacuanha ?

Comment prépare-t-on l huile d'amandes douces ?

Qu'est-ce que l'aloès, combien distingue t'on de sortes d'aloès ?

2ème Série.

Qu'est-ce que le camphre ? Quelles sont les précautions à suivre pour introduire le camphre dans un médicament ? D'où retire t'on le camphre ? Dans quelles préparations fait-on entrer le camphre ?

Que nomme t'on huile essentielle ? Fait-on quelques distinctions dans les huiles essentielles ? Donnez un exemple de la manière de préparer une huile essentielle ?

Quelle est la définition d'un syrop ? Décrire la manière de préparer un syrop de violettes ? Donner un exemple d'un syrop fait par la distillation ?

Que nomme t'on conserve ? Indiquer la manière de préparer la conserve de roses ?

3ᵉᵐᵉ Série.

Indiquer la manière de préparer le Kermès minéral?

Indiquer la manière de préparer l'antimoine diaphorétique?

Comment reconnaître qu'il est bien fait?

Qu'est-ce que le beurre d'antimoine; indiquer la manière de le préparer.

Comment prépare t'on l'Emétique?

Pour copie conforme,

Lé Roy, dit la Montagne.

Le même dossier indique à cette époque la présence à Port-Solidor, dit Saint-Servan, de 26 officiers de santé. Malheureusement, il ne donne pas leurs noms.

A Saint-Malo, les 21, 22, 23 nivôse an III, le registre indique des séries de questions adressées au citoyen Gouard par la Commission de Santé. Le 3 germinal, d'autres questions sont adressées au même, et les réponses sont envoyées au « Comité de Médecine. »

Le 4 floréal an III, parmi les terroristes dénoncés et arrêtés, figurent les officiers de santé Grezet, Ambroise Rays, Mathurin Le Deue.

Mais on a toujours besoin des médecins, et le 25 messidor, Le Deue est mis en liberté et réarmé. Le 6 fructidor, Rays est autorisé à sortir pour continuer ses soins aux femmes qu'il a accouchées.

Le 3 frimaire an IV, Grezet fournit un certificat pour faire recevoir à l'Hôpital Général, Perrine Guillou, atteinte de folie « jusqu'à ce que le mode de la faire inter-« dire soit connu, le Tribunal du district qui était com-« pétent, n'existant plus. »

26 pluviôse an IV : M. Gouard, ayant probablement

répondu suffisamment à la seconde série de questions, est prié de s'occuper des malades civils de l'Hôpital ; M. Le Deue, nommé par le ministre de la marine, ne s'occupant que du traitement des marins, M. Gouard consent à se rendre tous les jours à l'Hôpital, sans appointements.

17 ventôse : Questions posées au citoyen Le Deue par le Conseil de Santé. Le candidat ne se présente pas.

24 floréal an IV : Nouvelles questions posées au citoyen Le Deue par le ministre de la marine ; même abstention; on prend acte de l'absence du citoyen Le Deue et le paquet de questions est renvoyé intact.

Le citoyen Beatrix fut obligé, lui aussi, avant d'exercer la pharmacie, de subir un examen probant. Mais son cas n'est plus le même. Il y a eu déjà décentralisation, et c'est à Rennes qu'il subit les épreuves nécessaires et définitives.

30 Floréal An V, de la République.

Arrêté concernant Béatrix, Pharmacien.

L'administration municipale de Saint Malo.....
Considérant que la législation sur le fait de la Pharmacie n'a pas jusqu'à présent, apporté aucun changement à cette partie essentielle de l'art de guérir; qu'au contraire, la loi du 14 avril 1791, postérieure à la suppression des Maîtrises et Jurandes[1], a maintenu l'exécution de lois anciennes jusqu'à ce qu'il en ait été promulgué d'autres, et défendu de délivrer des patentes de pharmacie à ceux qui n'avaient pas le droit par les anciennes lois d'exercer cette profession; qu'il en résulte que personne, sans être reçu dans les formes légales, ne peut exercer cet art et que c'est pour ramener à ces obligations salutaires à l'espèce humaine que le Bureau central de

---

1. J'ai respecté absolument le texte du registre. Mais c'est la loi du 18 août 1792 qui me semble avoir supprimé les Maîtrises et Jurandes.

Paris a rappelé les concitoyens de son canton à l'exécution des anciennes lois en cette partie.

Considérant que l'état de pharmacien, utile quand il est exercé par des mains habiles, et très dangereux quand il est abandonné ou toléré à tout porteur de patente, il est du devoir des Administrations de n'en souffrir l'exercice qu'à ceux qui ont satisfait aux dispositions des anciens reglements, puisque ceux-la seuls, aux yeux de la loi, sont réputés avoir la connaissance et le genre d'expérience qui commande la confiance.

..... Considérant que le citoyen Beatrix, avant de s'établir pharmacien à Saint Malo, aurait du s'adresser à un collège de Pharmacie, y produire ses titres d'apprentissage et d'exercice, y faire ses preuves de capacité et enfin de se faire admettre par un collège.

Considérant enfin que le citoyen Beatrix, en faisant à l'Administration municipale, sa déclaration de domicile et son intention de s'établir comme Pharmacien, aurait du, avant de prendre une patente, justifier de son agrégation comme pharmacien, à l'un des collèges de la République, ce que sa déclaration au Secrétariat faisait supposer.

L'Administration municipale, le commissaire du Directoire exécutif entendu, est d'avis que le citoyen Beatrix ne peut, quant à présent, être autorisé à exercer la profession de pharmacien en cette commune, ni en aucunes autres, jusqu'à ce qu'il se soit fait, suivant les anciennes lois et les nouvelles, agréger à un des collèges de pharmacie de la République Française ; qu'il lui soit, en conséquence, fait défense d'exercer cette profession, et pour réprimer tous les abus existant sur la vente et préparation des remèdes et médicaments, l'Administration centrale est invitée à prendre un arrêté conforme a celui pris par le Bureau central du canton de Paris.

DE BRECEY, Président.

Conformément à cet arrêté, Beatrix se met en quête d'examinateurs, et 8 mois après, présente à l'Enregistre-

ment de l'administration municipale de Saint-Malo le
certificat suivant :

4 Frimaire An VI de la République Française.

Enregistrement de la lettre de l'Administration centrale du
Département d'Ille et Vilaine, avec copie de l'examen du
citoyen Beatrix.

Nous, officiers de Santé de la commune de Rennes. assemblés ce jour conformément à la lettre invitative de l'Administration centrale du Département d'Ille et Vilaine. pour examiner le citoyen Beatrix. natif de Villedieu. département de la
Manche. agé de 26 ans. désirant exercer la profession de Pharmacien à Port Malo. après en avoir été jugé capable et en
avoir obtenu l'agrément des pharmaciens de Vire devant lesquels il a subi divers examens et a donné des preuves de sa
capacité, ainsi qu'il couste par le procès-verbal de sa réception dans cette dernière ville.

Avons procédé ce jour 29 Brumaire depuis onze heures du
matin jusqu'à midi. dans la salle du citoyen Posselin, l'un de
nous, à l'examen du citoyen Beatrix auquel nous avons fait les
questions que nous avons jugé les plus propres à nous donner
la mesure de ses connaissances théoriques et pratiques dans
un art qu'il est si essentiel pour l'humanité de ne voir exercer
que par des gens instruits.

Satisfaits de la manière dont il a répondu à ses questions et
des détails dans lesquels il est entré sur les opérations que
nous avons supposé devoir lui être confiées, nous avons, à
l'unanimité, jugé le citoyen Beatrix dont la moralité est d'ailleurs duement attestée. capable d'exercer la profession de
pharmacien, en quelque lieu que ce soit.

Rennes VIème année Républicaine.

Signé :

BLIN, médecin. HERPIN, pharmacien.
POSSELIN. Pharmacien en chef.

Mais les citoyens Ch. Moulin et Fanonel, pharmaciens à Saint-Malo et concurrents de Beatrix, protestent par pétition, le 7 germinal. Ils prétendent que Beatrix aurait dû passer un examen devant eux et fermer provisoirement sa boutique. C'est un souvenir des anciennes maîtrises, que Ch. Moulin, fougueux révolutionnaire, aurait dû être le dernier à faire revivre.

L'administration départementale consultée, « considé-« rant que Beatrix a satisfait à l'arrêté qui le renvoyait « devant trois pharmaciens de Rennes pour y subir un « examen, l'autorise à exercer provisoirement la pharma-« cie, sauf à remplir les formalités qui pourraient être « ultérieurement ordonnées par les lois. »

Nous sommes d'ailleurs en pleine période d'apaisement, et dès le 13 nivôse an VI, le citoyen Gouard est dispensé, sur sa demande, du service de la garde nationale perma-nente. « Vue la lettre des secrétaires du Conseil de « Santé, en date du 11 prairial an III, n° 79, adressée « au citoyen Gouard, le prévenant qu'il a été conservé « dans le grade de chirurgien de 1ère classe : Vu l'art. 3 « de la loi du 28 prairial, an III, sur la réorganisation « de la garde nationale, portant que ne seront pas com-« pris dans cette organisation, ni commandés pour aucun « service, les officiers de Santé des Hôpitaux militaires. »

M. Chifoliau profite lui aussi de ces bonnes disposi-tions. Il présente, le 26 nivôse an VI, une pétition ten-dant à avoir la continuation de la police des eaux minérales, charge qui lui fut tant reprochée par Mahé lors de leur querelle.

Vu le Brevet d'Intendant des eaux minérales de Dinan et du Clos-Poulet, délivré au citoyen Chifoliau le 8 octobre 1781 : considérant que le citoyen Chifoliau exerce depuis nombre d'année l'Intendance des eaux minérales de nos environs : con-

sidérant qu'il a fait divers essays analytiques qui ne semblent
laisser aucun doute sur ses connaissances en cette partie : l'Administration est d'avis que le citoyen Chifoliau continue d'avoir
la police des eaux minérales de Dinan et du Clos-Poulet.

Les eaux minérales de notre région sont fâcheusement
inconnues de nos jours. Cependant, méritent une mention :
la Source de la Fontaine de Dinan, la Source du Vau-
garni, sur la Rance, ferrugineuses et reconstituantes.
Dans ce temps propice aux Sanatoria et aux cures d'air,
quel climat marin pourrait être plus salubre et plus
salutaire que celui des bords de la Rance, avec ses
arbres qui, gaillardement, poussent le pied dans l'eau de
mer. Les eaux minérales n'ont pas changé : il ne s'agit
que d'y ramener une clientèle de buveurs et de mondains.
    Les bals des eaux étaient célèbres dans la région, il y
a cinquante ans; avec le progrès et les moyens de communication plus faciles, ils seraient incomparables dans
un cadre unique.

Quelques indications se trouvent encore dans les registres.
    Le 28 prairial an VI, on remarque dans les écoles
quelques enfants atteints de la teigne. « Considérant qu'il
« est intéressant d'arrêter les progrès de cette maladie
« contagieuse, il sera enjoint aux maîtres et maîtresses
« de renvoyer les enfants atteints de cette maladie. »
    Le 1er thermidor an VII, on enregistre à la munici-
palité les lettres de réception d'un nouveau médecin.
C'est encore l'époque de transition entre les Confréries
et les Facultés officielles.

S'est présenté en l'endroit le citoyen Pierre Jules César
Hamel, lequel a dit qu'il était dans l'intention de se fixer en
cette commune pour y exercer la médecine, pourquoi il avait

déposé sur le bureau depuis quelques jours ses trois lettres de
réception obtenue à Caen en bonne et due forme les 8 juillet et
6 octobre 1793, IIème année républicaine et au dos d'une desquelles se trouve le visa, l'inspection et l'examen de ces lettres
souscrit des citoyens : Massey, Chifoliau, et Grezet médecins
datté du 20 Prairial dernier ; Sur tout quoi délibéré. l'administration municipale, ouï le Commissaire du Directoire exécutif, a arrêté, sur le témoignage rendu des mœurs. de la probité et même de la capacité du citoyen Hamel, qu'elle le verra
avec plaisir exercer dans cette commune cet art si utile à
l'Humanité dont il parait par ses lettres de réception qu'il s'est
occupé avec zèle et même avec fruit ; qu'en conséquence, il lui
sera délivré expédition du présent pour lui servir où besoin
sera.

4 thermidor an VII : Les officiers de Santé de cette
commune se sont réunis ce jour pour nommer une commission qui sera chargée de constater par certificat les
maladies ou infirmités des citoyens faisant partie de la
garde nationale sédentaire. Les citoyens Massey, Martin et Le Joliff ont été nommés pour ce trimestre jusqu'au 1er frimaire prochain.

Là s'arrêtent mes notes sur « La Médecine pendant la
Révolution. » Les pouvoirs sont de nouveau divisés et
les indications sont éparses. De plus, il serait prématuré
d'apprécier le rôle de certains dont les familles existent
encore. Aussi, me bornerai-je à la nomenclature des
médecins et chirurgiens de Saint-Malo pendant les premières années du xixème siècle. J'en trouve les éléments
nécessaires dans les « Etrennes Malouines » publiées
chaque année et qui résument sous un petit format le
schema de l'histoire de notre pays.

La plus ancienne notice que j'aie à ma disposition date

de 1761, « à Saint-Malo, chez Louis Hovius, libraire près la Cathédrale. »

Médecins.

MM. Jolly, Médecin des États de

Bretagne,	Porte de Dinan.
Blot,	Marché au Bled.
Chapelle le Mêle,	Rue du Cheval Blanc.
Sébire,	à l'Evêché.
Le Chauf,	Porte de Dinan.

Chirurgiens.

Chifoliau, Lieutenant,	au Pilory.
Lagoux, Doyen,	Rue de la Fosse.
Des Roches,	Rue Saint-Vincent.
La Roche-Lucas,	Croix du Fief.
Auvray,	Croix du Fief.
Duval,	R. de la Vieille-Boucherie.

En 1778, dans l'*Etrenne Malouine*, imprimée à Saint-Malo, chez Julien Valais, libraire et imprimeur, près de la Cathédrale, je trouve la liste suivante :

Liste des Médecins.

MM. Chapelle le Mesle,	Porte de Dinan.
Sébire,	à l'Evêché.
Le Chault,	Porte de Dinan.
Marechal,	Rue de la Harpe.
Bougourd,	Rue des Cimetières.
Massey,	Rue Saint-François.
Baudri,	à Paris.

Liste des Chirurgiens.

MM. Chifoliau, Lieutenant.   Au Pilory.
Lagoust. Doyen,   Rue de la Fosse.
La Roche-Lucas,   Au bas des Halles.
Marchand - Durot , Chirur-
gien-Major du Château et
Citadelle,   Absent.
Dumorier-Charpentier.   à Saint-Servan.
Le Masson,   Rue de la Harpe.
Metayer,   R. d'entre les deux
Marchés.
Toury.   Près Saint-François.
Martin.   Près Saint-François.
Le Mesle.   R. du Pot d'Etain.
Quesnel,   R. de la Piedvacherie.
Jones, M. Chirurgien reçu
par la communauté des
M. de Rennes.   à Saint-Servan.

La liste de 1792 a trouvé place en tête de l'étude sur la période révolutionnaire. Ci-après, les médecins, chirurgiens et pharmaciens, exerçant en l'an XIII à Saint-Malo et à Saint-Servan.

Saint-Malo. — Médecins.

MM. Massey.   Rue Saint-François.
Chifoliau.   Rue de Toulouse.
Moras, Médecin des Hos-
pices,   à l'Hospice.
Grezet.   Rue des Lauriers.
Hamel.   Rue Sainte-Marguerite.
Martin,   Rue de la Fosse.
J. M. Martin. Fils.   R. du Pont qui Tremble.

Saint-Malo. — Chirurgiens.

MM. Martin.   R. du Pont qui Tremble.
    Gouart,   Rue de la Chaise.
    Rays,   Rue de la Fosse.
    Le Joliff,   Rue des Grands Degrés.

Saint-Malo. — Pharmaciens.

MM. Vve Deschamps Chédeville, Croix du Fief.
    Moulin,   Marché aux Herbes.
    Fanonel,   Vieille Boulangerie.
    Gaignon,   Rue Saint-Vincent.
    Beatrix,   Place du Pilori.

Saint-Servan. — Médecins.

MM. Tresvaux Roselais,   Rue Prébécel.
    Moras,   Rue de Lille.
    Blachier, Fils aîné,   Au Coin à l'air.

Saint-Servan. — Chirurgiens sédentaires.

MM. Deslandes Pottier.   Rue de Lille.
    Pierre Lemarchand,   Rue des Bassablons.

Saint-Servan -- Pharmaciens.

MM. Louis Jamard,   Rue de Lille
    Jacques Barbot,   Rue des Bassablons.

EN 1816

*Docteurs Médecins (et en Chirurgie *)*

MM. Moras, Médecin militaire et des Hospices.
    Grezet,   Rue des Lauriers.

MM. Egault, pour les Epidémies,   Rue du Cheval Blanc.
     Guyenet,   Marché au Bled.
     Chapel,   Abbaye Saint-Jean.
     Loisel',   Croix du Fief.
     Luzierre.   Vieille Boulangerie.
     Behier.   Rue de Terre Neuve.

Maîtres en Chirurgie.

MM. Gouart.   Rue de la Chaise.
     Le Joliff,   Rue Sainte-Marguerite.

Sage-Femme.

Mme Mahieu, reçue par la Fa-
     culté de médecine de Pa-
     ris,   Marché au Bled.

Pharmaciens.

MM. Fanonel.   Vieille Boulangerie.
     Beatrix,   Place de la Paroisse.
     Bert,   Marché aux Herbes.
     Lamart Picquot.   Marché au Bled.
     Besnou,   Croix du Fief.
     Gauchet,   Rue Saint-Vincent.

Saint-Servan. — Médecins.

MM. Trevaux Roselaye,   Rue Prébécel.
     Moras,   Rue de Lille.
     Blachier, Fils,   Rue des Bassablons.
     Leroux, Jeune.   Rue de la Nation.
     Vanauld,   Place du Naye.
     Fontaine.   Rue Royale.

Officier de Santé.

M. Lhoste,   Rue de la Roulais.

Pharmaciens.

MM. Jamard,   Rue de Lille.
    Barbot.   Rue des Bas Sablons.

Sage-Femme.

Mme Lepesant.   Rue de Lille.

Saint-Malo, octobre 1905.

Dr H. HERVOT,

Médecin en chef de l'Hôtel-Dieu,
Membre correspondant de la Société de Médecine légale
de France,
Médecin légiste,
Vice-Président de la Société historique et archéologique
de l'arrondissement de Saint-Malo,
Membre de la Société française l'Histoire
de la Médecine.

TABLE DES MATIÈRES

Rennes. — Imprimerie Eugène Prost

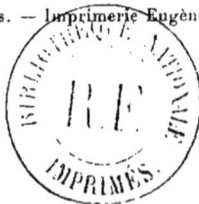

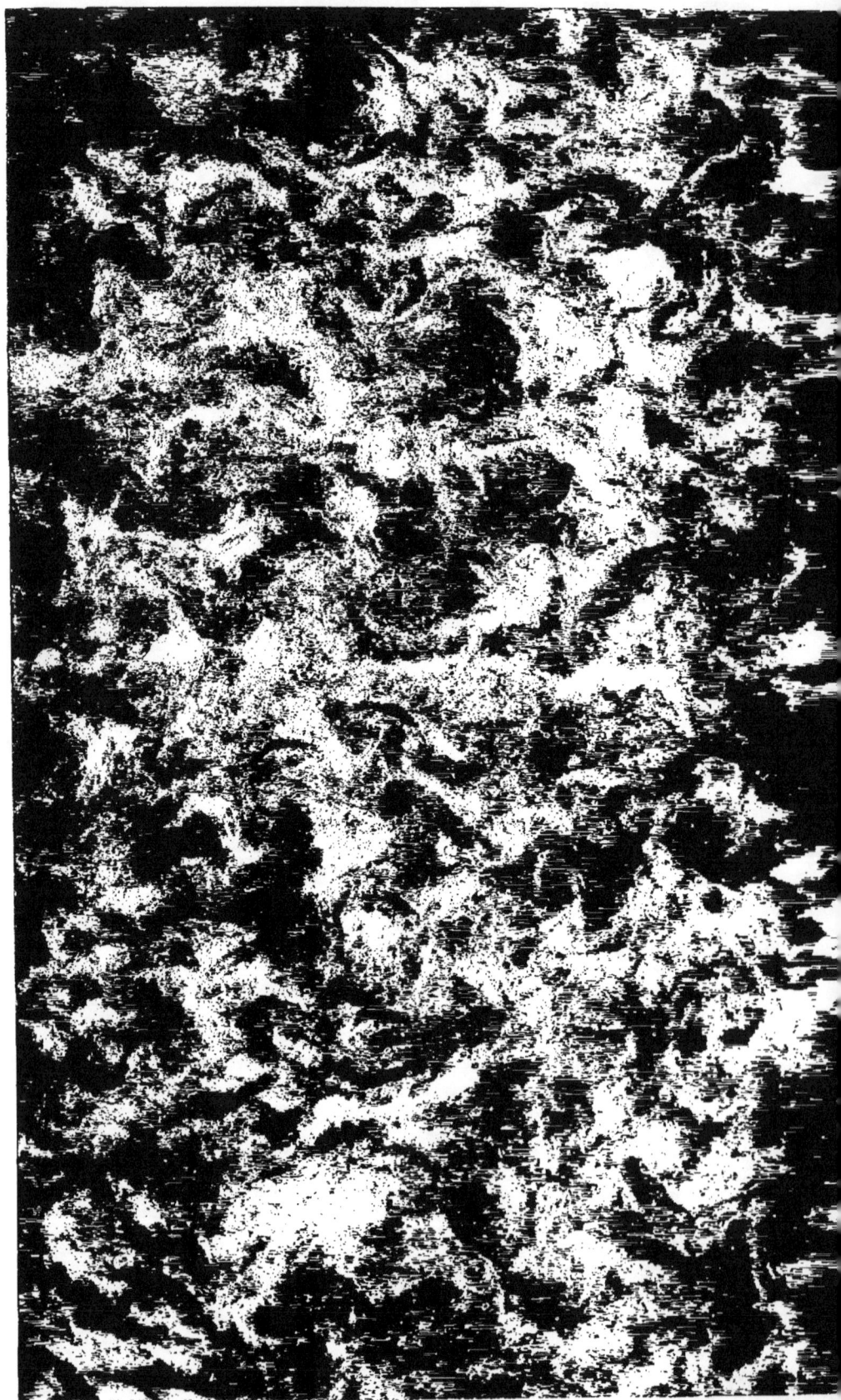

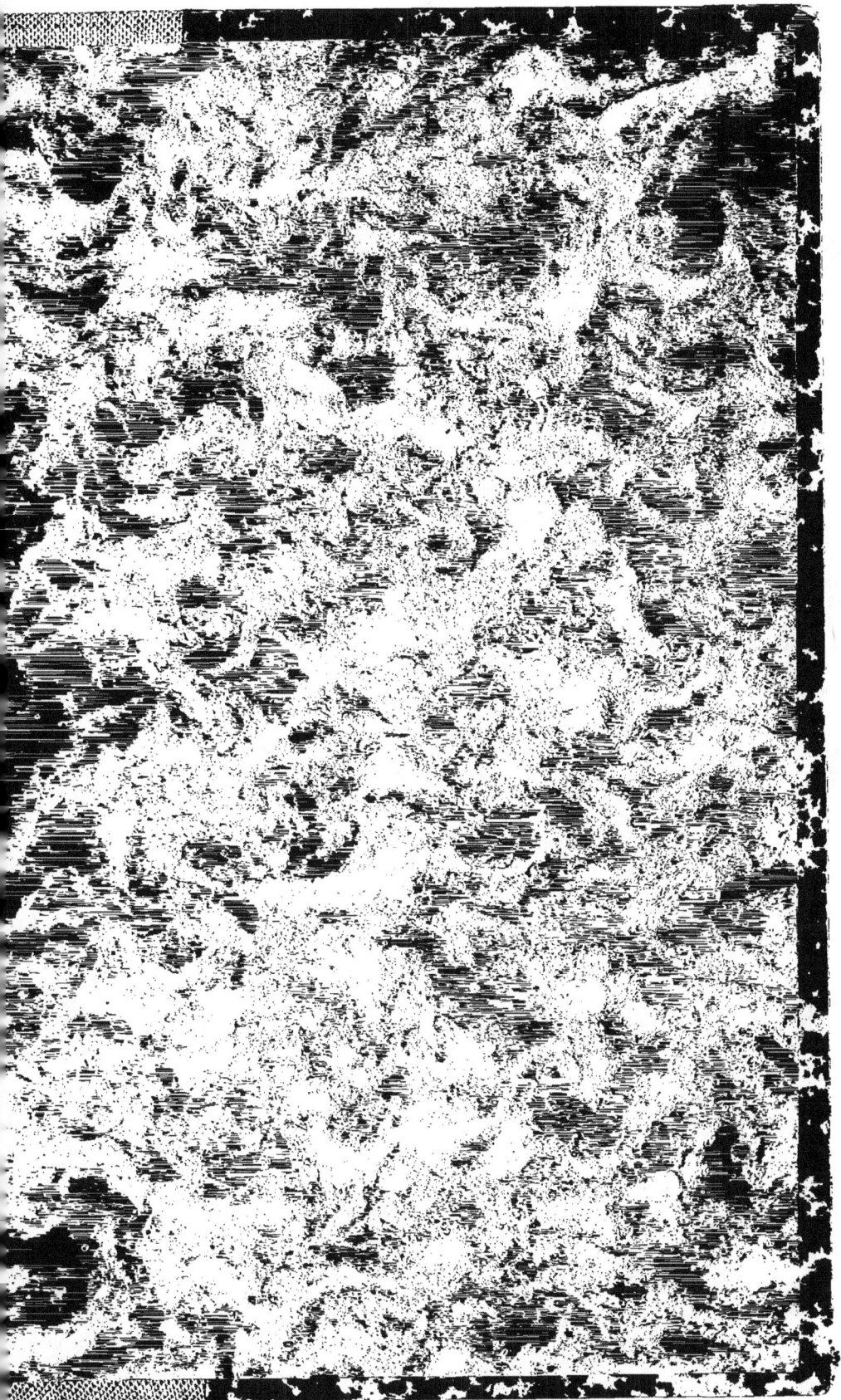